临床麻醉学与护理实践研究

李建会　等　主编

汕頭大學出版社

图书在版编目（CIP）数据

临床麻醉学与护理实践研究 / 李建会等主编 . -- 汕
头：汕头大学出版社，2023.8
ISBN 978-7-5658-5133-9

Ⅰ . ①临… Ⅱ . ①李… Ⅲ . ①麻醉学－研究②护理学
－研究 Ⅳ . ① R614 ② R47

中国国家版本馆 CIP 数据核字（2023）第 165575 号

临床麻醉学与护理实践研究
LINCHUANG MAZUIXUE YU HULI SHIJIAN YANJIU

主　　编：李建会　等
责任编辑：黄洁玲
责任技编：黄东生
封面设计：刘梦杳
出版发行：汕头大学出版社
　　　　　广东省汕头市大学路 243 号汕头大学校园内　邮政编码：515063
电　　话：0754-82904613
印　　刷：廊坊市海涛印刷有限公司
开　　本：710mm×1000mm　1/16
印　　张：12.25
字　　数：200 千字
版　　次：2023 年 8 月第 1 版
印　　次：2024 年 4 月第 1 次印刷
定　　价：128.00 元
ISBN 978-7-5658-5133-9

编委会

前言

　　成功的手术必须有安全的麻醉，而麻醉却是风险极高的医疗技术，参与其中的麻醉医师及麻醉护士，都必须具备扎实的专业知识、丰富的临床操作经验以及沉着冷静的心态，严谨沟通，严密监测术中病人分秒间的变化，关注病人术后苏醒照护中的细节，才能完成麻醉安全的重要使命。随着围手术期医疗服务的规范化发展，护士得以更好地落实护理服务，也让医护团队照护概念逐渐成熟。为此，作者进行了写作。本书具体包括临床麻醉方式的选择、临床麻醉管理、麻醉前护理准备、麻醉恢复室患者的护理等内容。

　　全书编排系统有序、内容翔实、重点突出，具有很强的针对性、指导性和可操作性，可作为临床麻醉和护理人员的工作指引，为临床麻醉与专科护士提供前沿、实用、易掌握、可操作、与医疗发展同步的麻醉与护理指引，对培养、指导、规范临床专科护士能力提升具有重要意义。

目录

第一章　临床麻醉方式的选择

我们通常根据用药方式或麻醉范围将临床麻醉分为局部麻醉、全身麻醉和复合麻醉。全身麻醉即全身麻醉药物通过吸入或注射的方式作用于患者中枢神经系统，使患者意识消失、感觉消失、反射抑制、肌肉松弛。局部麻醉又称为部位麻醉，是指在患者神志清醒状态下，将局部麻醉药应用于身体局部，使机体某一部分的感觉神经传导功能暂时被阻断，运动神经传导保持完好或同时有程度不等的被阻滞状态，而且这种阻滞应是完全可逆，且不引起任何组织损害的。复合麻醉是指在一次临床麻醉中同时或先后应用两种或两种以上的麻醉药物或麻醉技术，以达到完善的术中和术后镇痛及满意的外科手术条件。目前随着快速康复外科的发展，复合麻醉所展现出的各种优点逐渐得到各专家学者及临床工作者的共识，成为快速康复外科不可或缺的一员。

第一节　局部麻醉

人体的外周神经是指脑和脊髓以外的所有神经，包括神经节、神经丛、神经干和终末神经。由脑发出的外周神经称为脑神经，由脊髓发出的外周神经称为脊神经。根据神经支配的区域可将外周神经分为躯干神经和内脏神经，根据神经传导方向又可分为传入神经（感觉神经）和传出神经（运动神经）。脑神经及脊神经均包括感觉神经和运动神经。另外，内脏神经还可以分为内脏感觉神经和内脏运动神经。神经纤维有粗细之分，直径在十分之几μm到100μm。另外，根据是否有髓鞘包裹分为有髓神经和无髓神经。基于外周神经的组织学差异，相同浓度的局部麻醉药作用于不同部位，不同类型神经就会产生不同的阻滞效果。

所以我们将通过使用局部麻醉药物的位置和方法将局部麻醉分为表面麻醉、局部浸润麻醉、区域阻滞麻醉、神经阻滞麻醉（神经丛阻滞、神经干阻滞）及椎管内麻醉。我们临床上提到的局部麻醉一般是由外科医生来完成，主要包括前三种。而神经阻滞麻醉及椎管内麻醉在广义上也属于局部麻醉范畴，则是由麻醉医生来完成，但内容相对比较复杂，我们会在后续的章节进行相关的介绍。局部麻醉的优点包括简便易行、安全、患者清醒、并发症少和对患者生理功能影响小（相对于全身麻醉而言）。

一、局部麻醉药作用机制及分类

局部麻醉药主要是阻断了神经细胞Na^+的内流，从而使神经纤维的兴奋阈升高、传导速度减慢、延长动作电位的不应期，最后完全丧失产生动作电位即传导神经冲动的能力。

常用局部麻醉药的分子结构是由芳香族环、氨基团和中间链三部分组成。而中间链可为酯链或酰胺链，根据中间链的不同可将局部麻醉药分为酯类和酰胺类两类。酰胺类局部麻醉药在肝内由线粒体P450酶代谢（N-脱烷基化和羟基化），代谢速度通常低于酯类局部麻醉药的水解反应。肝功不全者（如肝硬化）或肝血流量减少（如充血性心力衰竭、应用β或H_2受体阻滞剂）会降低代谢速度，增加血药浓度，患者易出现系统性毒性反应。酯类局部麻醉药主要被血浆假性胆碱酯酶水解，如有先天假性胆碱酯酶（是由肝脏产生，能正确反映肝脏功能）质量异常或因肝硬化严重贫血恶病质和晚期妊娠等引起该酶量减少者，酯类局部麻醉药的用量都应减少。另外，普鲁卡因等酯类局部麻醉药易产生过敏反应。

（一）根据化学结构分类

1.酯类
普鲁卡因、氯普鲁卡因及丁卡因等。

2.酰胺类
利多卡因、丁哌卡因、罗哌卡因、左丁哌卡因等。

（二）根据作用时间分类

1.短效

普鲁卡因、氯普鲁卡因等。

2.中效

利多卡因等。

3.长效

丁卡因、丁哌卡因、罗哌卡因、左丁哌卡因等。

（三）局部麻醉药与肾上腺素配伍

临床上常在局部麻醉药中加入1∶20万～1∶30万的肾上腺素，以延长局部麻醉药的作用时间并减少单位时间内机体对局部麻醉药物的吸收量。1∶20万的比例是指质量比，配置方法是20mL的局部麻醉药液中加入0.1mL的肾上腺素原液。近期的麻醉新进展中提出1∶40万比例的肾上腺素效果更佳。需注意下列情况下局部麻醉药中不可加入肾上腺素：

（1）手指、足趾、阴茎等处手术。

（2）气管内表面麻醉，因为肾上腺素可引起气管平滑肌扩张，加速局部麻醉药的吸收。

（3）老年患者、甲状腺功能亢进、糖尿病以及周围血管痉挛性疾病的患者。

（4）对于采用氟烷全身麻醉的患者，辅以局部麻醉药时不应加入肾上腺素，以防发生严重的心律失常。

二、局部麻醉药毒性反应及临床处理

局部麻醉药误入血管内或单位时间内吸收入血的局部麻醉药剂量过大，或患者全身营养状态差、肝肾功能不全，使血液中局部麻醉药浓度过高引起毒性反应，主要表现为中枢神经系统毒性和心血管功能障碍。

（一）中枢神经兴奋型

1.轻度中毒

有多语、寒战、面色红润、血压升高及脉搏加快等体征，另外患者会自述有耳鸣、眼花、头痛等症状。

2.中度中毒

患者出现烦躁不安、恶心、呕吐、眼球及颜面部有不由自主的肌肉抽动或震颤、轻度发绀、血压升高、脉搏变慢。

3.重度中毒

患者肌肉抽搐呈全身强直、阵挛性惊厥、频繁发作者有明显发绀及呼吸困难。

（二）中枢抑制型

表现为神情淡漠、嗜睡或昏迷。血压逐渐下降，心动过速至心率缓慢，心音低弱。呼吸浅慢至完全停止。

（三）虚脱型

由于心肌收缩力下降，心率缓慢，心排血量减少，出现面色苍白、四肢厥冷、大汗淋漓、脉细速、血压下降等休克综合征。神志昏迷或抽搐。

（四）过敏反应

除上述症状体征以外，尚可有皮疹、荨麻疹、黏膜水肿、喉水肿、支气管痉挛或急性肺水肿。与中毒反应的鉴别在于药量很小而立即出现类似中毒的严重反应。

在临床常用的局部麻醉药中，我们需要特别注意的是丁哌卡因的心脏毒性和利多卡因的神经毒性，所以在局部麻醉药使用的过程中一定要勤回抽、勤观察，并掌握局部麻醉药的正确使用方法。局部麻醉药毒性反应不能完全避免，所以早发现早处理才是保证临床安全的关键。

（五）局部麻醉药中毒的处理

（1）立即停止使用局部麻醉药，保持患者呼吸道通畅，面罩吸氧。轻度毒性反应多为一过性，吸氧观察即可，一般无须特殊处理。

（2）出现烦躁、惊恐、肌肉抽搐、惊厥者可静脉注射安定10mg或咪达唑仑4mg，同时面罩加压给氧辅助呼吸。惊厥严重经上述处置仍未得到控制者，可服用肌肉松弛剂，进行气管插管，行人工通气。Weinberg及同事在1998年提出，在临床上被广泛使用的静脉营养液——脂肪乳剂有可能在局部麻醉药中毒的救治中扮演着极其重要的角色，随后国内外也有许多将脂肪乳用于局部麻醉药中毒治疗的病例报道。临床上也可以应用1%丙泊酚进行局部麻醉药中毒的治疗，剂量在1mg/kg左右即可控制惊厥状态。

（3）对症治疗：对血压、心率变化进行及时处理，维持血流动力学的稳定。

三、常用局部麻醉药

（一）普鲁卡因

（1）化学结构为对氨基苯二乙胺乙醇，为对氨苯甲酸酯族药物的代表。它的局部麻醉时效短，一般仅能维持45～60min；pKa高，在生理pH范围呈高解离状态，故其扩散和穿透力较差。小剂量对中枢神经系统产生抑制，出现嗜睡和痛觉反应迟钝。

（2）毒性作用最小，安全性高，扩散和穿透力较差，故不适用于表面麻醉。

（3）用法与用量：0.25%～1.0%普鲁卡因溶液，适合用于局部浸润麻醉，其他神经阻滞可用1.5%～2.0%溶液，一次注入量以1g为上限。3%～5%溶液可用于蛛网膜下腔阻滞，一般剂量为150mg，不能再提高浓度，以免造成脊髓损伤。在行局部浸润或神经阻滞时可加入1：20万～1：30万的肾上腺素。

（二）丁卡因

（1）丁卡因化学结构是以丁氨基取代普鲁卡因芳香环上的对氨基，并缩短其烷氨尾链。它是一种长效局部麻醉药，起效时间为10～15min，作用时效可长达3h以上。穿透力和扩散性较强，故临床上丁卡因适用于表面麻醉。其麻醉效能为普鲁卡因的10倍，毒性也是普鲁卡因的10倍，其水解速度较普鲁卡因慢2/3。

（2）用法与用量：眼科常以1%等渗液作为角膜表面麻醉使用，鼻腔和气管黏膜的表面麻醉常用2%溶液。硬膜外腔阻滞可用0.2%～0.3%溶液，一次用量≤40～60mg，目前已很少单独使用于椎管内麻醉。

（三）利多卡因

（1）利多卡因为氨酰基酰胺类中效局部麻醉药。临床应用广泛，具有起效快、弥散广、穿透性强、无明显扩张血管作用的特点。其毒性随药物浓度而增加，在相同浓度下，0.5%浓度与普鲁卡因相似，1%浓度则较普鲁卡因大40%，2%浓度则较普鲁卡因大1倍。除了用于麻醉目的，还作为抗心律失常Ⅰb类用药，静脉注射或静脉滴注辅助治疗室性心律失常。

（2）用法与用量：口咽及气管表面麻醉可用4%溶液（幼儿则用2%溶液），用量<200mg，起效时间为5min，时效可维持15～30min。0.5%～1%溶液用于局部浸润麻醉，时效可达60～120min。神经阻滞应用1%～1.5%溶液，起效需10～20min，时效可达120～240min。硬膜外和骶管阻滞则用1%～2%溶液，出现镇痛作用约需5min，达到完善的节段扩散约需16min，时效为90～120min。

（3）神经阻滞和硬膜外阻滞，成人一次用极量为400mg，加用肾上腺素时极量可达500mg。硬膜外阻滞用量为400mg时，其血药浓度可达2～4μg/mL。血药浓度超过5μg/mL可出现毒性症状，血药浓度超过7μg/mL出现惊厥症状。

（四）丁哌卡因

（1）丁哌卡因的结构与甲哌卡因相似，其氮己环上加3个甲基侧链，使其脂溶性与蛋白质结合力增加，毒性反应仅为甲哌卡因的1/8。正常人的消除半衰期约为8h，新生儿长达9h。丁哌卡因的镇痛作用时间较利多卡因、甲哌卡因长2～3倍，较丁卡因长25%。本药作用强，但毒性也较大，循环虚脱往往与惊厥同时发生，一旦心脏停搏，复苏极其困难。

（2）临床常用浓度为0.25%～0.75%溶液，成人安全剂量为150mg，极量为225mg。胎儿/母亲的浓度比率为0.30～0.44，故对产妇应用较为安全，对新生儿无明显抑制。但除分娩外，妊娠过程中应慎用本药，可引起胎儿出现心动过缓，还可伴发酸中毒。美国麻省总医院《临床麻醉手册》中已明确0.75%的丁哌卡因禁用于剖宫产麻醉，用于宫颈旁阻滞麻醉也被列为禁忌。

（3）用法与用量：0.25%～0.5%溶液适用于神经阻滞，最大剂量为200mg；0.5%等渗溶液可用于硬膜外阻滞，成人安全剂量为150mg，极量为每次200mg，每天400mg。各浓度配成轻、中、重比重浓度，可用于脊髓麻醉，用量≤15mg。

（4）酰胺类局部麻醉药的药代动力学和毒性存在镜像体选择性，丁哌卡因是左旋体和右旋体等量混合的消旋体型。美国FDA于1972年批准丁哌卡因用于麻醉镇痛，起效较快，作用时间长，可通过改变药物浓度而产生感觉和运动神经分离阻滞，可用于腰麻和硬膜外麻醉。但毒性较大，尤其心脏毒性，如误入静脉或用药量大，可致心脏停搏，且难以复苏。目前临床多用左布比卡因替代。其旋光异构体左丁哌卡因于1999年被批准上市，具有心脏和神经系统毒性小的优势，尽管盐酸左丁哌卡因属于长效局部麻醉药，但由于半衰期仍然较短，麻醉作用持续不长，镇痛时间仅可维持5h左右，因此盐酸左丁哌卡因的长效制剂是其剂型开发的热点。左布比卡因的作用持续时间为300～420min，一次极量为150mg。

（5）两种新型长效丁哌卡因麻醉药已经进入临床试验阶段：丁哌卡因多囊脂质体注射混悬液（EXPAREL）已经获得美国政府食品与药品管理总署（Food and Drug Administration，FDA）批准，其是非阿片类局部镇痛药，通过脂质体（多囊脂质体）形式进行丁哌卡因传输，缓解疼痛长达72h；盐酸左丁哌卡因原位凝胶注射剂（SABER-丁哌卡因）目前尚未获得FDA批准，正进行Ⅲ期临床试验，其递质是由酯化糖衍生物、乙酸异丁酸蔗糖酯（SAIB）和苯甲醇组成的复合物。这两种局部麻醉药的作用时间均可持续3天，已经有人开始研究将其用于单个或多个平面的肋间神经或椎旁阻滞。随着丁哌卡因的旧貌换新颜，一些外科医生也对放置椎旁阻滞导管产生了兴趣，与硬膜外导管仅在末梢开孔不同，新型椎旁导管通过多孔"浸润式"给药，能促进局部麻醉药在椎旁的扩散。

（五）罗哌卡因

（1）罗哌卡因是继丁哌卡因之后研制的新型长效酰胺类局部麻醉药，是丁哌卡因哌啶环的第三位氮原子被丙基所代替，为不对称结构的单镜像体，即S-镜像体。它是纯左旋式异构体，较右旋式异构体毒性低，作用时间长。其特点是在低浓度时（<0.2%）产生运动与感觉阻滞分离的作用。

（2）临床可应用于硬膜外麻醉、蛛网膜下腔麻醉、神经阻滞麻醉及局部浸润麻醉。其中值得关注的是罗哌卡因在手术切口行局部浸润麻醉的相关研究。罗哌卡因在浸润麻醉给药后吸收较慢，可能与罗哌卡因能引起血管收缩及较强的组织亲和力有关。其浸润麻醉作用时间较同浓度的丁哌卡因长2～3倍。

四、局部麻醉适应证

（1）手术范围：比较表浅和局限的中小型手术。

（2）作为其他麻醉方法的辅助手段。

（3）快速康复外科中提供术后镇痛的一种方法，如手术切口处的局部浸润麻醉。

五、局部麻醉禁忌证

（1）对小儿、精神疾病或神志不清欠合作的患者，虽不属绝对禁忌，但不宜单独使用局部麻醉，必须辅助基础麻醉或浅全身麻醉。

（2）对于局部麻醉药过敏者，属于绝对禁忌证。

六、常用的局部麻醉方法

（一）表面麻醉

将渗透性能强的局部麻醉药与局部黏膜接触，穿透黏膜作用于神经末梢而产生的局部麻醉作用，称为表面麻醉。

常用的表面麻醉及麻醉方法如下。

1.眼部滴入法表面麻醉

采用局部麻醉药滴入法。

2.鼻腔黏膜棉片浸药填敷法表面麻醉

用小块棉片浸入2%～4%利多卡因或0.5%～1%丁卡因之中，取出后挤去多余的局部麻醉药液，然后将浸药棉片敷于鼻甲与鼻中隔之间共3min。

3.咽喉、气管及支气管内喷雾法表面麻醉

该法是施行气管镜或支气管镜检查，或施行气管或支气管插管术的表面麻醉方法。

4.环甲膜穿刺注药法表面麻醉

患者平卧头后仰，在环状软骨与甲状软骨间用22G 3.5cm针垂直刺入环甲膜，回抽有气后注入2%利多卡因2～3mL或0.5%丁卡因2～4mL。穿刺及注药时嘱患者屏气，注药完毕后鼓励患者咳嗽，使局部麻醉药分布均匀。2～5min后，气管上部、咽及喉下部便出现局部麻醉作用。

5.尿道内灌入法表面麻醉

男性患者可用灌洗器或注射器将局部麻醉药灌入尿道，然后夹住阴茎头3～5min即可。

（二）局部浸润麻醉

1.概念

沿手术切口线分层注射局部麻醉药，阻滞组织中的神经末梢，称为局部浸润麻醉。

2.适应证

适用于体表手术、内镜手术和介入性检查的麻醉及提供术后镇痛。

3.操作方法

先以24～25G皮内注射针刺入皮内，推注局部麻醉药液造成橘皮样皮丘，然后用22G长10cm穿刺针经皮丘刺入，分层注药。注射局部麻醉药液时应加压，使其在组织内形成张力性浸润，达到与神经末梢广泛接触，以增强麻醉效果。

4.注意事项

注入局部麻醉药要逐层浸润，因皮内、腹膜、肌膜下和骨膜等处神经末梢丰富，每次注药前应回抽，以防局部麻醉药液注入血管内；局部感染及癌肿部位不宜用局部浸润麻醉。

第二节　神经阻滞麻醉

神经阻滞是将局部麻醉药注射至神经干、神经丛或神经节旁，暂时地阻断该神经的传导功能，使受该神经支配的区域产生麻醉作用。本节将就临床上常用的几种神经阻滞方法进行阐述。

一、神经阻滞适应证

手术部位局限于某一或某一些神经干（丛）所支配的范围，并且一次阻滞时间能满足手术的需要。随着神经鞘内置管技术的普及，连续神经阻滞已广泛应用于临床。

二、神经阻滞禁忌证

（1）穿刺部位有感染、肿瘤。
（2）严重畸形致解剖变异。
（3）有凝血功能障碍者。
（4）对局部麻醉药过敏者。

三、神经阻滞注意事项

（1）神经阻滞多为盲探性操作，要求患者清醒合作，操作者必须熟悉解剖定位的标志，操作力求准确、轻巧。有条件的医院现已全面开展超声引导下的神经阻滞技术，操作的安全性得以大大提高。
（2）某些神经阻滞有几种入路，应选用简便、安全的方法。
（3）术前应向患者解释麻醉的特点，使患者有充分的心理准备。

四、颈神经丛阻滞

（一）颈丛解剖

颈丛由第1～4颈神经的前支组成，位于胸锁乳突肌上部的深面，中斜角肌和肩胛提肌起端的前方，并发出感觉支和运动支（见表1-1）。颈丛有4个皮支，均发自颈2～4神经根。它们从胸锁乳突肌后缘中点处穿出，支配颈部前外侧皮肤。

表1-1 颈丛各分支

	颈丛分支
皮支	枕小神经（C_2、C_3）
	耳大神经（C_2、C_3）
	颈横神经（C_3、C_4）
	锁骨上神经（C_3、C_4）
肌支	颈袢（C_1～C_3）
	支配颈部后外侧肌肉组织的各分支

（二）适应证

适用于颈项部手术：如甲状腺手术、颈椎手术、气管切开等。

（三）禁忌证

（1）难以维持呼吸道通畅者禁用。

（2）双侧颈深丛阻滞应禁用，因可能阻滞双侧膈神经或喉返神经引起呼吸抑制。

（四）颈浅丛阻滞方法

1.体位
患者仰卧位或者半坐位，头转向阻滞对侧。

2.穿刺点
胸锁乳突肌后缘中点。

3.进针角度

沿着胸锁乳突肌后缘进针，在胸锁乳突肌后缘皮下分别向垂直方向、头侧及尾侧呈扇形各注射5mL局部麻醉药。

4.注药目标

注射的目的是使皮下浸润的局部麻醉药分布至颈筋膜及胸锁乳突肌深面。应避免进针过深（>1～2cm），减少蛛网膜下腔或者椎动脉内注射的风险。

5.阻滞方法和围术期管理

颈浅丛阻滞时，患者的不适感较小，起效时间为10～15min。头颈部手术时，应避免术前及术中过度镇静，以免增加气道管理的困难。由于颈部的感觉神经分布情况复杂，并且双侧的神经交叉支配，颈丛阻滞效果往往不完善。必要时，外科医生可以在颈丛阻滞的基础上进行局部浸润麻醉。

（五）颈深丛阻滞方法

1.体位

患者体位与颈浅丛阻滞时相同。需识别三个解剖结构：乳突、C_6横突和胸锁乳突肌后缘。

2.穿刺点

在胸锁乳突肌锁骨头外侧缘、环状软骨水平容易触摸到C_6横突。然后将乳突与C_6横突画线连接起来。画好连线后，C_2到C_4部位进针点可做如下标记：第2颈椎（乳突尾侧2cm）、第3颈椎（乳突尾侧4cm）、第4颈椎（乳突尾侧6cm）。

3.进针角度

垂直进针，稍微偏向尾侧进针有助于防止穿刺针意外刺向脊髓。缓慢进针直到触及横突，此时退针1～2mm并固定好穿刺针回抽无血后注射4～5mL局部麻醉药。拔针后，按顺序在不同节段水平重复以上步骤。

4.改良方法

第4颈椎横突穿刺一次注入10～15mL。一般采用C_4一针法进行颈丛麻醉，多用于颈前部（甲状腺手术）麻醉，而对颈后部（颈椎后开门减压术）无效，需采用上述三点法。

（六）第4颈椎横突定位

（1）乳突尖至锁骨中点连线中点。

（2）相当于成人男性喉结上缘与胸锁乳突肌后缘交点。

（3）该点一般在胸锁乳突肌后缘与颈外静脉交叉点附近。

（七）颈神经丛阻滞常用局部麻醉药

（1）可选用0.25%丁哌卡因（左丁哌卡因）、0.25%罗哌卡因或1%利多卡因。

（2）临床常用0.25%丁哌卡因（左丁哌卡因）和1%利多卡因混合液。

（3）总剂量不能超过所用局部麻醉药的一次最大限量。由于颈部血管丰富且多为甲状腺手术，因此一般不主张在局部麻醉药液中加入肾上腺素。

（八）颈神经丛阻滞常见的并发症及防治措施（见表1-2）

表1-2 颈丛阻滞常见并发症及防治措施

并发症	预防措施
感染	严格执行无菌操作
局部血肿	避免反复多次穿刺，尤其是接受抗栓治疗的患者 若刺破血管，应持续按压5min以上
膈神经阻滞	发生于颈深丛阻滞 当患者合并呼吸系统疾病时，应禁忌行双侧颈深丛阻滞 中枢神经系统毒性反应是颈丛阻滞的最常见并发症
局部麻醉药中毒	此并发症的发生是因为颈部血管丰富。毒性反应的发生往往是由于局部麻醉药误入血管内，而不是因为血管对局部麻醉药的吸收 注射过程中要经常回抽，同时注意用药总量
神经损伤	注射过程中如果阻力过大或者患者诉剧烈疼痛时，必须停止注射局部麻醉药 大剂量局部麻醉药注入颈丛神经周围的硬膜鞘内可发生此并发症
脊髓麻醉	注射过程中避免大容量、高压力注射是预防此并发症的最佳措施 应该注意脑脊液回抽试验阴性并不能排除局部麻醉药鞘内扩散的可能

五、臂神经丛阻滞

（一）解剖

臂丛神经由C_5～C_8及T_1脊神经前支组成，有时C_4及T_2脊神经前支分出的小分支也参与。自起始处向远端下行，臂丛的各段分别命名为根、干、股、束以及各终末分支。C_5～C_8和T_1前支发出的五个神经根形成三个神经干（上干、中干和下干），其在前、中斜角肌之间发出，位于颈后三角底部。臂丛的根段位于椎前筋膜的深面，而干段被椎前筋膜的外侧延续（即腋鞘）所包绕。臂丛各干在锁骨后面、腋窝顶端分为前后两股。六股形成三束，根据它们与腋动脉的关系分别命名为外侧束、内侧束和后束。从此处开始，各束向远端下行，形成各个终末分支（见表1-3）。

表1-3　臂丛神经各支分布

臂丛神经分布		
神经	脊段	分布
锁骨下神经	C_5、C_6	锁骨下肌
肩胛背神经	C_5	斜方肌和肩胛提肌
胸长神经	C_5～C_7	前锯肌
肩胛上神经	C_5、C_6	冈上肌和冈下肌
胸神经	C_5～T_1	胸大肌和胸小肌
肩胛下神经	C_5、C_6	肩胛下肌和大圆肌
胸背神经	C_6～C_8	背阔肌
腋神经	C_5、C_6	三角肌和小圆肌、肩部的皮肤
桡神经	C_5～T_1	上臂和前臂的伸肌、旋后肌、肘肌和肱桡肌，指伸肌和外展拇长肌，上臂、前臂和手部后外侧的皮肤
肌皮神经	C_5～C_7	上臂的屈肌、前臂外侧的皮肤
正中神经	C_6～T_1	前臂的屈肌、旋前方肌和旋前圆肌、指屈肌、手部前外侧皮肤
尺神经	C_8、T_1	尺侧腕屈肌、拇收肌、小鱼际肌和小指各肌，手部内侧的皮肤

（二）适应证

肩关节以下的上肢手术。

（三）禁忌证

（1）穿刺部位感染。

（2）同时行双侧上肢手术。

（四）臂丛神经阻滞方法分类

1.肌间沟阻滞法

（1）肌间沟阻滞法解剖标志：前、中斜角肌间隙。

（2）适应证：肩部手术、上臂近端和锁骨外侧的手术，联合尺神经阻滞可以行前臂和手部手术，置管后术后连续臂丛阻滞镇痛。

（3）禁忌证：颈部感染，对侧喉返神经麻痹，对侧膈神经麻痹，抗凝和溶栓治疗，颈部解剖变异，如手术、放疗及创伤后改变。

（4）体位：去枕仰卧位，头转向对侧，手臂自然置于床上。识别解剖标志为锁骨、胸锁乳突肌锁骨头后缘和颈外静脉（通常在臂丛干段水平横跨肌间沟）。抬头，深吸气使肌肉标志更加清楚。

（5）穿刺点：前中斜角肌间隙，锁骨中点上3～4cm，即第六颈椎水平为穿刺点。穿刺针进针方向和角度：穿刺针向内，向尾侧30°～40°，同时略向后。

（6）用药总量：20～25mL。

（7）局部麻醉药的种类：短时间手术可选用1.5%利多卡因；中、长时间手术可用丁哌卡因0.25%～0.375%用于麻醉、0.125%～0.25%用于镇痛，或用罗哌卡因0.375%～0.5%用于麻醉、0.2%用于镇痛；局部麻醉药液内可加入地塞米松、吗啡或布托啡诺等辅助药物。

2.腋路阻滞法

（1）体位：患者仰卧位，头偏向对侧，肘关节呈90°弯曲并固定手臂。

（2）穿刺点：腋动脉搏动最高点。

（3）进针方向：针头斜向腋窝方向，与动脉呈20°夹角。

（4）给药时机：出现落空感，针头随动脉搏动而摆动。

（5）用药总量：30～35mL。

（6）腋路阻滞的优点：位置表浅，易于阻滞；不会引起气胸；不会造成膈神经、迷走神经或喉返神经阻滞；无误入硬膜外间隙或蛛网膜下隙的危险。

（7）腋路阻滞的缺点：上肢外展有困难或腋窝有感染、肿瘤者不能用此法；易发生局部麻醉药毒性反应；上臂阻滞效果较差，不适用于肩关节及肱骨部位的手术。

3.锁骨上阻滞法

（1）体位：平卧，患侧肩垫一薄枕，头转向对侧，患侧上肢靠胸，手腕外展，掌心朝上。该阻滞方法的主要标志是胸锁乳突肌锁骨头的外侧以及锁骨。

（2）穿刺点：锁骨中点上方1～1.5cm。

（3）进针方向：向内、向后、向尾侧。

（4）用药量：20mL。

（5）锁骨上阻滞的优点：定位简便，膈神经阻滞发生率低。

（6）锁骨上阻滞的缺点：气胸发生率高，临床已少用。

4.锁骨下血管旁阻滞法

（1）穿刺点入路：喙突入路及近端锁骨下入路。

（2）锁骨下血管旁阻滞的优点：①用小剂量可达到较完善的阻滞效果；②麻醉前有上肢及肩部疼痛者，穿刺不必移动上肢；③局部麻醉药误注血管的可能性较小；④不会注入硬膜外间隙或蛛网膜下隙。

（3）锁骨下血管旁阻滞的缺点：①可能引起气胸；②不能同时进行双侧阻滞；③穿刺若无异感，失败率可达50%。

（4）锁骨下血管旁阻滞适应证：肩关节以下的上肢手术，包括上臂远端、前臂和手部；术后连续臂丛神经阻滞镇痛。

（5）锁骨下血管旁阻滞禁忌证：①胸廓畸形；②局部解剖异常；③穿刺侧异物。

（6）锁骨下血管旁阻滞并发症：①霍纳氏综合征；②膈神经麻痹；③刺破血管；④气胸。

5.各种入路臂丛神经阻滞法常见并发症

（1）气胸，多发生于锁骨上阻滞法。

（2）穿刺部位出血及血肿。

（3）局部麻醉药毒性反应，用药量过大、误入血管或吸收过快所致。

（4）膈神经麻痹，可发生于肌间沟和锁骨上阻滞法。

（5）喉返神经阻滞，出现声音嘶哑或失声。

（6）高位硬膜外阻滞或全脊髓麻醉。

（7）霍纳氏综合征，因颈交感神经阻滞所致。

6.霍纳氏综合征临床症状

（1）患侧眼睑下垂。

（2）患侧瞳孔缩小。

（3）患侧眼结膜充血。

（4）患侧鼻塞。

（5）患侧面部发红及无汗。

六、椎旁神经阻滞

选择性的椎旁神经阻滞技术是通过阻滞脊髓背根神经节，迅速控制炎症反应和水肿，阻断痛觉的神经传导通路。在临床上能发挥巨大的作用，为不同病情的治疗提供多种选择，是临床上重要的治疗手段。

（一）椎旁阻滞的适应证

1.急性疼痛控制

多发骨折痛、下肢骨折痛。

2.慢性疼痛治疗

腰椎间盘突出、颈源性头痛、带状疱疹后遗神经痛。

3.癌痛的治疗

作为一种常见的术后镇痛方法，现已开始应用于晚期顽固性癌痛的镇痛治疗中。

4.复合麻醉

所有涉及胸壁的胸外科手术都能通过阻滞胸部神经达到镇痛效果。

5.术后镇痛

如开胸等手术术后。

（二）椎旁神经阻滞禁忌证

（1）有严重心肺疾病患者应慎用。

（2）注射部位皮肤、软组织有感染患者。

（3）有严重出血倾向患者。

（三）椎旁阻滞实施方法

（1）患者取坐位或侧卧屈曲位。

（2）确认棘突节段，中线旁开2.5～3cm处为穿刺点。

（3）穿刺针垂直进针，碰到横突后向头或尾侧调整方向。

（4）继续进针大约1cm，低阻力注射器感觉阻力消失。

（5）回抽没有血液、脑脊液、气体，注射实验剂量局部麻醉药。

（6）多点阻滞优于单点阻滞，但风险相应增高。还可以考虑椎旁神经置管，进行连续椎旁阻滞。

（7）术前阻滞优于术后阻滞。

（8）神经刺激仪及超声技术的使用可以提高椎旁阻滞的成功率。

（四）椎旁神经阻滞常见并发症及防范

1.感染

需严格执行无菌操作。

2.局部血肿

避免多次穿刺，尤其是接受抗凝治疗的患者。

3.局部麻醉药中毒

个体化选择用药，在安全剂量下使用局部麻醉药。

4.神经损伤

注药时出现疼痛或退缩反应。

5.全脊髓麻醉

避免向内侧进针，注药前应注意回抽。

6.椎旁肌肉疼痛

局部麻醉药肌内注射，使用细针穿刺。

七、神经阻滞效果评级标准

（一）Ⅰ级

阻滞范围完善，患者无痛、安静，肌松满意，为手术提供良好条件。

（二）Ⅱ级

阻滞范围欠完善，肌松效果欠满意，患者有疼痛表情。

（三）Ⅲ级

阻滞范围不完善，疼痛较明显，肌松效果较差，患者出现呻吟、躁动，辅助用药后，情况有所改善，但不够理想，勉强完成手术。

（四）Ⅳ级

麻醉失败，需改用其他麻醉方法后才能完成手术。

第三节　椎管内麻醉

一、解剖基础

（一）脊柱构成

颈椎（7）、胸椎（12）、腰椎（5）、骶椎（5）、尾椎（4）。

（二）脊柱生理弯曲

颈曲（C_3）、胸曲（T_5）、腰曲（L_3）、骶曲（S_4）。患者仰卧位时，颈曲（C_3）和腰曲（L_3）最高而胸曲（T_5）和骶曲（S_4）最低。

（三）脊髓的解剖

脊髓被容纳在椎管内，被脊髓膜所包裹，脊髓膜由内向外分三层，分别是软膜、蛛网膜和硬膜。软脊膜覆盖在脊髓表面，与蛛网膜之间形成蛛网膜下隙，蛛网膜下隙上与脑室相通，下端止于第二骶椎水平，内充满由大脑脉络丛分泌的脑脊液；蛛网膜与硬脊膜之间形成硬膜下隙；硬脊膜与黄韧带之间形成硬膜外隙，其内填有脂肪、椎内静脉丛、脊髓小动脉及淋巴管并有脊神经根及其伴行血管通过。此腔上端起自枕骨大孔高度，下端终止于骶管裂孔，由于硬脊膜附于枕骨大孔边缘，故此腔不通颅内；脊神经由脊髓发出后，组成束分别经蛛网膜下隙、硬膜下隙和硬膜外隙，再由椎间孔走出椎管。

脊髓上端从枕骨大孔开始，在胚胎期充满整个椎管，下端小儿终止于第3或第4腰椎，成人一般终止于第2腰椎上缘或第1腰椎下缘。所以，行腰椎穿刺时，成人应在腰2以下，小儿应在$L_3 \sim L_4$间隙以下，避免腰穿时损伤脊髓。

（四）脊神经分布

从颅骨下穿出及椎骨之间的神经称为脊神经，共31对。每一对脊神经以其穿出毗邻的椎骨命名。在颈部，第1对脊神经（C_1）在颅骨和第1颈椎之间穿出。因此颈神经根据与其相邻的下一个椎体命名。但是这个命名方法并不适合最后一对颈神经和第1胸椎。位于这两个椎体之间的脊神经被命名为C_8。因此，人体有7个颈椎、8对颈神经。胸神经的命名依据是与其相邻的上一椎体。比如，T_1椎体下方的是胸1神经，T_2椎体下方的是胸2神经等。31对脊神经的分布为颈神经（C）8对、胸神经（T）12对、腰神经（L）5对、骶神经（S）5对、尾神经（CX）1对。

二、蛛网膜下腔阻滞麻醉

将局部麻醉药注射于蛛网膜下腔，作用于脊神经根而使相应部位产生麻醉效果的方法称为蛛网膜下腔阻滞麻醉，也称为腰麻或脊髓麻醉。

（一）蛛网膜下腔麻醉的分类

1.高位脊髓麻醉

感觉阻滞平面超过T_4。

2.中位脊髓麻醉

感觉阻滞平面在$T_5 \sim T_9$。

3.低位脊髓麻醉

感觉阻滞平面在T_{10}以下。

4.鞍麻

阻滞范围局限于会阴及臀部。

5.单侧腰麻

阻滞作用只限于（或主要限于）一侧下肢。

腰麻穿刺点理论上可以选择$L_2 \sim L_3$间隙以下的节段，但有报道称，成人脊髓在生理或病理情况下终止在L_2水平甚至更低。所以为增加临床安全性，穿刺点应选择在$L_3 \sim L_4$间隙及以下。

（二）蛛网膜下腔麻醉阻滞平面差别

交感神经阻滞平面比感觉消失平面高2～4个节段，运动阻滞平面比感觉消失平面低1～4个节段。麻醉平面是指感觉神经阻滞后，用针刺法测定皮肤痛觉消失的范围。

（三）脊神经的体表分布

T_2：胸骨柄上缘；T_4：两侧乳头连线；T_6：剑突；T_8：肋骨下缘；T_{10}：平脐；T_{12}：耻骨联合上2～3cm；$L_1 \sim L_3$：大腿前面；$L_4 \sim L_5$：小腿前和足背；$S_1 \sim S_5$：大腿内侧和肛门会阴区。

（四）蛛网膜下腔麻醉时发生恶心、呕吐的原因及处理

（1）胃肠蠕动增强。

（2）胆汁反流入胃。

（3）低血压。

（4）脑缺氧。

（5）手术牵拉内脏等。

（6）蛛网膜下腔麻醉时发生恶心、呕吐时的处理：查找原因，对症处理。

（五）蛛网膜下腔麻醉的适应证

1.下腹及盆腔手术

如阑尾切除术、疝修补术、膀胱手术、子宫及附件手术。

2.肛门及会阴部手术

如痔切除术、肛瘘切除术等，如采用鞍区麻醉则更合理。

3.下肢手术

如骨折或脱臼复位术、截肢术等。

（六）蛛网膜下腔麻醉的禁忌证

（1）中枢神经系统疾病，如脑卒中、脑膜炎、脊髓多发硬化症等。

（2）穿刺部位有炎症或感染及全身性严重感染。

（3）高血压合并缺血性心脏病患者慎用。

（4）休克患者绝对禁用。

（5）慢性贫血患者禁用中位以上脊髓麻醉。

（6）有凝血功能障碍或接受抗凝治疗的患者。

（7）脊柱外伤、畸形或有严重腰背痛病史者。

（8）老年人仅可选用低位脊髓麻醉。

（9）腹内压明显增高患者因椎管严重受压狭窄可出现广泛阻滞，应谨慎使用脊髓麻醉或大幅减少局部麻醉药用量。

（10）精神疾病、严重神经官能症及小儿等不合作患者。

（七）蛛网膜下腔麻醉操作体位

一般取侧卧位，双手抱膝，大腿膝盖紧贴腹壁，头向胸部屈曲，使腰背部尽量向后弓曲。背部应与手术台边沿平齐，以利于穿刺操作。采用重比重溶液，手术侧向下；采用轻比重溶液，手术侧向上；鞍区麻醉则通常采取坐位。

（八）蛛网膜下隙麻醉定位

成人脊髓终止在L_1下缘，为避免脊髓损伤，成人应在L_2间隙以下，小儿应在$L_3 \sim L_4$间隙以下穿刺，定位方法以两侧髂嵴的最高点之间的连线与脊柱正中纵线相交处为L_4棘突或$L_3 \sim L_4$间隙。

（九）蛛网膜下隙麻醉穿刺方法

1.直入法

（1）穿刺点：棘突间隙中点。

（2）穿刺角度：与患者背部垂直，针尖稍向头侧倾斜。

（3）穿刺层次：皮肤→皮下→棘上韧带→棘间韧带→黄韧带→硬膜外腔→硬脊膜→蛛网膜下腔。

2.侧入法

（1）穿刺点：棘突间隙中点旁开1.5cm。

（2）穿刺角度：与皮肤成75°角，对准棘突间隙。

（3）穿刺层次：皮肤→皮下→黄韧带→硬膜外腔→硬脊膜→蛛网膜下隙。拔出针心有脑脊液流出表示穿刺成功。穿刺成功后将盛有局部麻醉药的注射器与穿刺针紧密衔接，左手固定穿刺针，右手持注射器先轻轻回抽见有脑脊液回流再开始缓慢注射药物，10～30s内注完。注射完后再稍加回抽并再次注入。一方面证明药物已确实注入蛛网膜下隙，另一方面将或许残留在注射器内的药液全部注入。

（十）蛛网膜下腔麻醉常用局部麻醉药物选择

1.普鲁卡因

白色晶体，生理盐水、葡萄糖注射液或脑脊液溶解，平面容易调节。（一般为100～150mg，最高200mg）。

2.丁卡因

起效缓慢，维持时间长，平面不易控制，易被弱碱中和沉淀。

3.利多卡因

起效快，易弥散，麻醉平面不易控制。因利多卡因的神经毒性，不宜在蛛网膜下腔使用高浓度利多卡因（一般为100mg，最高为120mg）。

4.布比卡因

最常用药物（8～12mg，最高20mg）。

（十一）常用蛛网膜下隙阻滞用药的配制方法

1.5%普鲁卡因重比重液

普鲁卡因结晶粉150mg，加入5%葡萄糖溶液或脑脊液2.7mL。

2.丁卡因重比重液

1%丁卡因、10%葡萄糖溶液和3%麻黄碱各1mL，即配成所谓1∶1∶1溶液。

3.丁哌卡因重比重液

0.5%或0.75%丁哌卡因2mL（分别含丁哌卡因10mg或15mg），加入10%葡萄糖溶液1mL，配成重比重液3mL。

（十二）蛛网膜下隙阻滞的并发症

1.头痛

多发生于脊髓麻醉后1～3天，75%的患者4天后消失，个别患者则迁延数周甚至数月。

（1）原因：脑脊液经穿刺孔漏出，造成颅内压降低。

（2）预防：选用细穿刺针，输入或摄入足够的液体，脊髓麻醉后去枕平卧。

（3）处理方法：轻度，卧床2～3天；中度，平卧或头低位，输液2500～4000mL/d，同时给予镇静药或少量镇痛药；重度，硬膜外充填术（胶体或自体血）。

2.尿潴留

S_2～S_4神经阻滞所致，一般待局部麻醉药药效消失后可自行恢复。

3.神经并发症

（1）脑神经受累：第6对脑神经即外展神经多见，是由于脑脊液减少引起。

（2）假性脑脊膜炎：脊髓麻醉后3～4天发生，临床表现为头痛、颈项强直、复视、眩晕及呕吐。

（3）粘连性蛛网膜炎：脊髓麻醉后数周或数月，肢体从疼痛、无力逐渐发展到感觉丧失、瘫痪。

（4）马尾神经综合征：下肢感觉运动不恢复，大小便失禁。

（5）脊髓炎：局部麻醉药对含磷脂组织的影响，临床表现为感觉丧失，松弛性麻痹。

三、硬脊膜外阻滞麻醉

将局部麻醉药注射于硬脊膜外间隙，阻滞脊神经根部，使其支配的区域产生暂时性麻痹，称硬膜外间隙阻滞麻醉，简称硬膜外麻醉。

（一）硬膜外麻醉的分类

1.高位硬膜外阻滞

于$C_5 \sim T_5$进行穿刺，适用于甲状腺、上肢、胸壁手术。

2.中位硬膜外阻滞

穿刺部位在$T_6 \sim T_{12}$，适用于腹部手术。

3.低位硬膜外阻滞

穿刺部位在$L_1 \sim L_5$，适用于下肢及盆腔手术。

4.骶管阻滞

经骶裂孔进行穿刺，适用于肛门、会阴部手术。

（二）硬膜外阻滞的起效机制

（1）经蛛网膜绒毛阻滞脊神经根。

（2）局部麻醉药弥散过硬膜进入蛛网膜下隙发生"延迟"的脊髓麻醉。

（三）硬膜外麻醉的范围

由硬膜外腔内局部麻醉药的扩散决定，扩散与下列因素有关。

（1）局部麻醉药的容量和浓度。

（2）局部麻醉药注射速度：注射快阻滞的神经节段增加有限，还会引起患者眩晕不适，且增加血管对局部麻醉药的吸收量。注药速度最好为0.3～0.75mL/s。

（3）体位：临床很少用体位来控制阻滞平面。

（4）身高：硬膜外间隙容积与身高成正比。

（5）年龄：年龄增加，用药量反而下降。

（6）妊娠：局部麻醉用量为未孕者的1/3。

（7）动脉硬化：神经元数量少。

（8）其他：脱水、休克、恶病质患者药量显著减少。

（四）硬膜外间隙压力

硬膜外间隙呈现负压，在不同节段负压出现率不同。

（1）颈部（$-2cmH_2O$至$-6cmH_2O$）及胸部（$-2cmH_2O$至$-9cmH_2O$）硬膜外间隙最高，为98%。

（2）腰部硬膜外间隙（$-2cmH_2O$至$-6cmH_2O$）次之，为88.3%。

（3）骶管腔不出现负压。

颈胸部硬膜外间隙负压由胸膜腔负压通过椎间孔传递而来，故颈胸部负压较腰部显著，出现率高，而腰部负压可能是穿刺过程硬膜被推开的结果。

（五）硬膜外阻滞的适应证

（1）主要适用于腹部手术，凡适于蛛网膜下隙阻滞的下腹部及下肢等手术，均可采用硬膜外阻滞。

（2）颈部、上肢和胸部手术也可应用，但应加强对呼吸和循环的管理。

（六）硬膜外阻滞的禁忌证

基本与蛛网膜下腔阻滞相同。

（1）严重高血压、冠心病、休克及心脏功能代偿不良者。

（2）重度贫血、营养不良者。

（3）穿刺部位有感染及全身感染状态者。

（4）脊柱严重畸形或有骨折、骨结核、椎管内肿瘤等。

（5）中枢神经系统疾病。

（七）硬膜外阻滞常用局部麻醉药

（1）利多卡因：起效快，阻滞完善，1%～2%的浓度可持续60～90min，一次最大量为400mg或7～8mg/kg。

（2）丁卡因：浓度为0.25%～0.33%，20～30min后麻醉完善，持续3～4h，极量为60mg。

（3）丁哌卡因：浓度为0.5%～0.75%，起效较慢，持续4～7h，肌松效果只在0.75%时满意，极量为150mg。

（4）左旋丁哌卡因：与布比卡因相似，但心脏毒性小，极量为150mg。

（5）罗哌卡因：浓度为0.5%～1%，极量为200mg。

（八）硬膜外麻醉给药方法

（1）首先注射试验剂量：先注射3mL局部麻醉药，观察5min，目的在于排除导管误入蛛网膜下隙或误入血管的可能。

（2）诱导剂量：节段不同，药量也不同。颈段：1.5mL/节段。胸段：2mL/节段。腰段：2.5mL/节段。

一般需15～20mL药量，分2～3次并每次间隔5min左右注入。

（3）追加维持量：首次诱导剂量的1/3～1/2，追加时间依所用局部麻醉药种类不同为40～90min。

（九）确定棘突位置的解剖标志

（1）C_7：颈部最明显突起的棘突。

（2）T_3：两侧肩胛冈连线。

（3）T_7：两侧肩胛下角连线。

（4）L_4或L_3～L_4间隙：两侧髂嵴最高点连线。

（十）判断穿刺针进入硬膜外间隙的方法

1.阻力突然消失

阻力突然消失也称为气泡压缩试验，应用盛有内含一小气泡的生理盐水的注射器，阻力消失后注液注气毫无阻力。

2.负压现象

针蒂悬滴液被吸入。

3.进一步证实方法

（1）抽吸试验：反复抽吸无脑脊液。

（2）气泡外溢试验：快速注入生理盐水和空气，取下注射器针蒂有气泡外溢。

（3）置管试验：置入导管顺利。

（十一）连续硬膜外阻滞置管方法

（1）计算皮肤至硬膜外间隙的距离。

（2）置管：导管进至10cm稍有阻力，继续插入3～5cm，不宜过深。

（3）拔针＞调整深度＞固定。一手拔针一手固定，拔针时不可随意改变针尖斜面方向，导管在硬膜外腔以3～4cm为宜，固定前应反复回抽确认无血液和脑脊液。硬膜外导管回抽出清亮液体时要注意鉴别是否为脑脊液，脑脊液是温热的清亮液体，可以与生理盐水相鉴别。一旦导管误入蛛网膜下腔而没有被发现，按照硬膜外阻滞给药后将出现严重的呼吸循环抑制。

（十二）硬膜外置管注意事项

（1）需重新置管时必须将导管和穿刺针同时拔出，如果只拔除导管可能会导致导管被穿刺针前端斜面切断，造成硬膜外导管残留在硬膜外腔。

（2）置管时如有异感应重新穿刺置管，多半是由于硬膜外针偏离了中线，导管碰触到神经根所致。不可暴力置管，以免造成神经损伤。

（3）导管内回抽出血液应更换间隙重新穿刺。硬膜外导管不能避免置入血管内的可能，回抽出静脉血时应回退导管，注射生理盐水后再回抽直至回抽无血。但要注意导管在硬膜外腔的长度是否还可以使用，如果不确定，还是应该向上一次间隙重新穿刺置管。

（十三）硬膜外阻滞失败的原因

客观存在，但要避免医源性原因。

（1）阻滞范围达不到手术要求：①穿刺点选择不当。②患者曾多次接受硬膜外腔阻滞致硬膜外间隙粘连，导致局部麻醉药扩散受阻。

（2）阻滞不完全：①局部麻醉药的浓度和容量不足。②硬膜外导管进入椎间孔。③导管在硬膜外间隙未能按预期方向置入。

（3）完全无效：①导管脱出。②导管扭折或被血块堵塞，局部麻醉药无法注射入硬膜外腔。③硬膜外穿刺失败，应避免多次穿刺、暴力穿刺，易增加并发症的发生率。

（4）硬膜外穿刺失败的原因：①患者体位不当、脊柱畸形、肥胖导致穿刺点定位困难及穿刺针长度不及硬膜外腔。②穿刺针误入椎旁肌群、腹腔、胸腔或其他组织未被察觉。

（十四）硬膜外阻滞术中的不良反应及处理

1.血压下降

硬膜外阻滞后使阻滞区域内血管扩张，有效循环血量下降导致血压下降。可通过输液补充血容量，同时适量使用血管活性药物。

2.呼吸抑制

预防为主。颈部及上胸部硬膜外阻滞宜采用小剂量低浓度局部麻醉药物，尽量减少对呼吸肌肌张力的影响。

3.恶心、呕吐

手术牵拉引起者给予适量辅助药物。

（十五）硬膜外阻滞的并发症

1.误穿破硬膜

（1）原因：操作因素（操作者、用具）、患者因素（硬膜外腔狭窄、黄韧带与硬脊膜粘连等）。

（2）处理：果断放弃硬膜外麻醉，改行其他麻醉方法。

2.穿刺针或导管误入血管

预防：正中入路穿刺、置管后反复回抽、注药前回抽、重视试验剂量。

3.空气栓塞

（1）原因：穿刺过程中使用气体试验，向硬膜外注入了大量的气体，而气体又随损伤的血管进入循环，形成空气栓塞。临床上常用气体量一般≤1mL，不致引起明显症状。如进入血液气体＞10mL就可能导致患者死亡。气体栓塞主要表现为缺氧、发绀、患者意识迅速丧失，继而呼吸停止、心脏停搏。

（2）预防：气泡压缩试验采取生理盐水加少量气体，气体应限制在2mL以内。

（3）处理：头低左侧卧位，以防止气栓进入脑内，又可以使气栓停留在右心房被心搏击碎避免形成气团阻塞。心脏停搏者胸外心脏按压，无效者剖胸按压并心室穿刺抽气。

4.穿破胸膜

硬膜外阻滞无效、外科医生在胸腔内发现硬膜外导管有刺破肺组织引起气胸的可能性。

（1）原因：胸段硬膜外穿刺时，穿刺针偏向一侧进针又过深。

（2）预防：穿刺过程中始终将针尖对准脊椎中线，通过患者体型大致判断皮肤至硬膜外的深度，低年资医师要在高年资医师的指导下进行中胸及高胸段的穿刺。

5.导管折断

（1）原因：①拔出导管时，未将穿刺针和导管一并拔出，而是仅将导管拔出；②导管质地不良；③拔管困难的患者（骨关节炎）强行拔管；④导管置入过长导致导管折叠，或在硬膜外间隙圈绕成结。

（2）处理：一般认为，硬膜外残留导管不会产生严重后果，可以随诊、观察，但也有通过手术取出的案例报道。

6.全脊髓麻醉

（1）原因：穿刺针或硬膜外导管误入蛛网膜下隙，超过脊髓麻醉药量数倍的局部麻醉药注入蛛网膜下隙，产生异常广泛的阻滞。

（2）临床表现：全部脊神经支配的区域无痛觉、低血压、意识丧失、呼吸停止、心搏骤停。

（3）处理原则：维持呼吸循环功能，气管插管、加速输液、血管收缩药。

（4）预防：预防穿破硬膜，穿破硬膜后及时发现，重视试验剂量的应用。

7.异常广泛阻滞

（1）原因：硬膜外或硬膜下间隙广泛阻滞。

（2）临床表现：广泛阻滞缓慢发生（一般在注药后20～30min），脊神经阻滞呈节段性。

8.脊神经根或脊髓损伤

（1）临床表现：神经根损伤以神经根痛、感觉障碍为主，很少有运动障碍。脊髓损伤表现为立即感觉剧痛，偶伴一过性意识障碍，可致脊髓横贯性伤害、截瘫。

（2）以脱水、激素治疗效果较好，但一旦出现脊髓损伤很可能预后不佳。

9.硬膜外血肿

（1）原因：凝血机制障碍、穿刺针或导管损伤血管。

（2）临床表现：进行性出现的背痛、感觉异常、肌无力、截瘫。

（3）治疗关键：及早发现、及早手术，预后与是否早期手术关系密切。

10.硬膜外感染

（1）临床表现：一般发生在硬膜外穿刺及置管几天之后，常出现体温升高和寒战、血常规检查白细胞计数升高、腰背部酸痛、神经根疼痛。已经形成脓肿的患者会出现脑膜刺激征甚至发展成截瘫。

（2）治疗原则：局部和全身应用足量广谱抗生素。如果影像学确诊脓肿形成，压迫神经，患者出现截瘫倾向应迅速行椎管病灶清除减压术。

四、骶管阻滞麻醉

骶管阻滞麻醉是经骶裂孔穿刺，将局部麻醉药注入骶段硬膜外腔以阻滞骶脊神经的方法。骶管是硬膜外腔的延续，所以骶管麻醉也是硬膜外麻醉的一种特殊形式。

（一）骶管阻滞的适应证

适用于成人直肠、肛门及会阴部的手术，也可用于婴幼儿及学龄前儿童的腹部手术，如小儿疝气、隐睾等手术。

（二）解剖标志

骶裂孔和骶骨角是骶管穿刺的重要标志。

（三）骶管阻滞的优点

（1）骶管阻滞时穿刺是在骶裂孔处进针。硬膜囊终止于第二骶椎水平，第二骶椎与骶裂孔之间的距离较长，故在行骶管穿刺时很少刺破硬膜囊，因此比较安全。

（2）骶管阻滞适用于小儿腹部及下肢及会阴手术。小儿的腰麻或硬膜外穿刺都较困难，且临床风险难以控制。骶管的解剖标志明显，穿刺成功率高，可对小儿行基础麻醉或全身麻醉后辅以骶管阻滞。

（3）骶管麻醉可用于成人，但成人骶管的解剖变异较大，穿刺有时比较困难，且麻醉效果有时不确切。

五、蛛网膜下腔与硬膜外腔联合阻滞麻醉

腰硬联合阻滞是一种用技术而不是用药物进行的复合麻醉，为我们提供了一种较理想的麻醉方法。单纯腰麻的麻醉时间有限且腰麻后易发生头痛，单纯硬膜外麻醉失败和阻滞不全的发生率较高，腰硬联合麻醉集中了二者的优点，弥补了单一方法的不足。其适应证及禁忌证同蛛网膜下腔阻滞麻醉。

六、椎管内麻醉效果评级标准

（一）Ⅰ级

麻醉完善，无痛，肌松良好，患者安静，为手术提供良好条件。心肺功能和血流动力学保持相对稳定。

（二）Ⅱ级

麻醉欠完善，有轻度疼痛表现，肌松欠佳，有内脏牵拉痛，需用镇静剂，血流动力学有波动（非病情所致）。

（三）Ⅲ级

麻醉不完善，疼痛明显或肌松较差，呻吟躁动，辅助用药后，情况有所改善，但不够理想，勉强完成手术。

（四）Ⅳ级

麻醉失败，需改用其他麻醉方法后才能完成手术。

七、几种常用的关于椎管内麻醉评价量表

（一）改良Bromage评级标准

用于评价下肢运动神经阻滞效果。

0级：无运动神经阻滞；1级：不能屈髋关节；2级：不能屈膝关节；3级：不能屈踝关节。

（二）术中内脏牵拉反应分级

0级：患者安静，无痛及不适感，无恶心及呕吐；1级：轻度不适，恶心，无牵拉痛及呕吐；2级：恶心，轻度牵拉痛，无呕吐；3级：牵拉痛明显，有恶心、呕吐、鼓肠。

（三）Tarlov神经功能评级标准

0级：下肢完全瘫痪；1级：可觉察的下肢关节活动；2级：下肢可自由运动，但无法站立；3级：可站立但无法行走；4级：下肢运动功能完全恢复，能正常行走。

第四节　全身麻醉

全身麻醉是指利用各种全身麻醉药经呼吸道吸入、静脉注射或肌内注射产生中枢神经系统抑制，呈现神志消失，疼痛感觉消失，并可有肌肉松弛和反射抑制等表现的方法。全身麻醉的特征为暂时性、完全可逆性、可控制性。全身麻醉要满足四个要素：意识消失、镇痛完善、肌肉松弛、神经反射迟钝。在临床中，我们将全身麻醉分为三个阶段：麻醉诱导、麻醉维持和麻醉复苏。接下来我们也会从诱导、维持、苏醒及人工气道的建立等几个方面加以阐述。

一、全身麻醉诱导

（一）概念

应用全身麻醉药使患者从清醒状态进入全身麻醉状态的过程。并且在此过程中建立人工气道。

（二）全身麻醉诱导注意事项

1.诱导前准备

（1）器材准备：检查麻醉机、监护仪等电子设备是否正常工作，气源是否连接妥善，CO_2吸收装置是否需要更换，人工气道建立物品是否齐备。

（2）医生准备：做好术前访视和评估，并制订个体化麻醉计划。

（3）患者准备：包括生理状态（营养状态、心肺功能等）和心理状态的调整。

2.诱导实施

（1）全身麻醉诱导过程按操作规程进行。患者体位应为仰卧位，诱导过程应充分给氧，气管内插管应遵守操作规范。

（2）全身麻醉诱导用药应强调个体化用药、按需用药。应根据患者的耐受力调整用药的种类、剂量及给药途径。

（3）保持呼吸道通畅，维持有效通气。给予全身麻醉药后，易出现呼吸道梗阻和呼吸抑制，应托起下颌、面罩给氧，根据需要选择口咽或鼻咽通气道、喉罩或气管插管等方法保持呼吸道通畅，并辅助或控制呼吸，维持有效通气。

（4）预防和及时处理诱导期的并发症。循环抑制是诱导期常见的并发症，根据患者情况选择应快速输液扩容或给予血管活性药物。而在诱导期内行气管插管又是一种非常强烈的应激刺激，所以应确保诱导药物麻醉深度确切、诱导时间充分，也可以在气管插管前给予短效降压药（如硝酸甘油、乌拉地尔）或应用喉麻管给予气管表面麻醉，均能预防和减轻气管插管引起的心血管反应。

（三）全身麻醉诱导的常用方法

采用何种诱导方法、选用何种药物主要取决于患者的病情、预计气管插管的难易程度以及麻醉医生的经验和设备条件等。此外，还应适当考虑患者本人的意愿。

1.静脉诱导

镇静催眠药、静脉麻醉药、阿片类镇痛药及肌肉松弛药通过静脉注射的方式使患者进入麻醉状态并建立人工气道。具有快速、方便、平稳、安全等优点，是目前临床最常用的诱导方法。

2.吸入诱导

通过麻醉机使患者吸入混有一定浓度挥发性麻醉药的气体后进入麻醉状态并建立人工气道。临床主要用于小儿麻醉和某些特殊情况需保留自主呼吸患者的麻醉（如重症肌无力、可以预见的困难插管及困难气道等）。常用呼吸道刺激症状比较轻的七氟烷。

二、全身麻醉的维持

全身麻醉诱导完成至手术结束这段时间内的麻醉管理。

（一）全身麻醉维持的注意事项

（1）术中维持的目标是确保麻醉过程平稳，血流动力学平稳。诱导后应及时追加各类麻醉药，使麻醉诱导与维持之间衔接平稳。术中根据手术刺激强弱和患者情况变化调节麻醉药的用量，使麻醉在确保安全的前提下满足手术需要。

（2）做好呼吸管理：全身麻醉中应保持气道通畅，维持良好的肺通气和换气。应用机械通气时，先根据患者的体质和病情设置好通气参数，并在其后根据血气分析或呼气末二氧化碳（$P_{ET}CO_2$）和脉搏血氧饱和度调整通气参数。还应参考患者的术式，如神经外科手术，$PaCO_2$应在正常低限或略低于正常值，有利于降低或控制颅内压；对于冠心病患者，$PaCO_2$应在正常高限或略高于正常，以免呼吸性碱血症导致冠状动脉收缩或痉挛而加重心肌缺血。

（3）术中应密切观察患者的病情变化，并及时处理术中可能出现的各种情况，如失血、心律失常等。尽可能保持内环境的稳定和器官功能的正常灌注。

（4）麻醉药的合理应用：合理应用麻醉药的种类和剂量，一般是镇静镇痛药加肌松药复合维持。维持一个合理的麻醉深度至关重要，诱导和维持开始一般用量要大，维持中间用量适中，结束前适当减量，即在保证麻醉深度维持平稳的同时兼顾麻醉苏醒。使用肌松药时，最好在肌松药监测仪的指导下应用。

（二）全身麻醉维持的常用方法

（1）间断给药全身麻醉维持，基层医院常用间断追加镇静、镇痛及肌松药。

（2）持续给药全身麻醉维持，将代谢较快的药物通过微量注射泵的方式对患者进行持续输注，以维持稳定的血药浓度。

（3）复合给药全身麻醉维持，静脉复合吸入的方式维持全身麻醉，是比较完善的维持方法。

（4）靶控输注（target controlled infusion，TCI），需要特殊的TCI靶控输注泵，一般使用丙泊酚及瑞芬太尼进行靶控输注，以血浆药物浓度作为靶控目标。

三、全身麻醉的苏醒

麻醉手术结束至患者苏醒，是患者从无意识状态向清醒转变并恢复完整的保护性反射的过程。一般需要30～60min，超过3h则认定为苏醒延迟。在全身麻醉苏醒期易出现多种危险情况及并发症，需要医生具备一定的临床经验，能够及时发现并及时处理。

全身麻醉苏醒期的注意事项：

（1）加强呼吸管理：苏醒期患者呼吸及保护性反射（吞咽反射及呛咳反射）逐渐恢复，管理不当极易发生缺氧。对残余的少量肌松药进行拮抗，使其恢复自主呼吸。判断自主呼吸功能恢复是否满意的标准是指，患者在安静状态下脱氧15min以上，患者的血氧饱和度仍能维持在95％以上（老年人或特殊患者应达到麻醉前水平），同时观察患者是否存在呼吸道梗阻及呼吸遗忘情况。全身麻醉后气管导管拔除是苏醒期的一个关键时刻，应在自主呼吸恢复满意、保护性反射恢复以后进行。

（2）当患者出现呼吸衰竭、低体温、苏醒延迟、明显血流动力学不稳定时强行拔除气管导管会加重患者组织缺氧的发生；气道炎症受损（如广泛的口腔手术）及术后存在呼吸道梗阻、误吸可能性大的患者，应当在手术后保留气管导管直至上述情况好转后再拔除气管导管。

（3）苏醒期容易出现循环波动，应及时处理并发症。心律失常、高血压、低血压、心肌缺血、呼吸抑制等是苏醒期较常见的并发症，应及时正确诊断并处理。

（4）关于苏醒期各类拮抗药物的使用：掌握各类拮抗药物的药理特点，一般尽量不使用。如果需要使用，应使用针对性的拮抗药，并从小剂量开始。

（5）全身麻醉苏醒期，有条件的应将患者转入麻醉后恢复室（PACU），进行严格的监测和治疗，待完全清醒、生命体征平稳，方能离开PACU。具体指标可以参考Steward评分量表及改良Aldrete评分。

（6）Steward评分量表（见表1-4）：分数≥4分，可以离开手术室。

表1-4 Steward评分量表

	0分	1分	2分
清醒程度	对刺激无反应	对刺激有反应	完全清醒
气道通畅程度	呼吸道需要予以支持	不用支持可以维持呼吸道通畅	可按指令咳嗽
肢体活动度	肢体无活动	肢体无意识活动	肢体可按指令活动

（7）改良Aldrete评分表（见表1-5）：10分可以离开手术室。

表1-5 改良Aldrete评分表

	0分	1分	2分
活动	不能活动肢体或抬头	自主或遵医嘱活动二肢和有限制地抬头	自主或遵医嘱活动四肢和抬头
呼吸	呼吸暂停或微弱呼吸，需呼吸器治疗或辅助呼吸	呼吸困难或受限，但有浅而慢的自主呼吸，可能用口咽通气道	能深呼吸和有效咳嗽，呼吸频率和幅度正常
血压	麻醉前 ± 50%	麻醉前 ± （20%～49%）	麻醉前 ± 20%以内
意识	完全清醒		
（准确回答）	可唤醒，嗜睡	无反应	
脉搏氧SpO_2	呼吸空气	呼吸氧气	呼吸空气
	$SpO_2 < 92\%$	$SpO_2 \geqslant 92\%$	$SpO_2 \geqslant 92\%$
术后疼痛评估	剧烈疼痛需使用药物干预	中等疼痛可用口服药物处理	无痛
术后恶心、呕吐	恶心、呕吐	恶心但未吐	能够饮用液体

四、全身麻醉深度的判断

适宜深度的全身麻醉应使患者意识消失、镇痛良好、肌松适度，并能够将应激反应控制在适当的水平，内环境相对稳定，以保护患者的安全及满足手术的需要。

Guedel于1937年，根据乙醚麻醉各个时期的鲜明特点创立了全身麻醉的分期方法。但现代麻醉基本都使用复合麻醉，难以再用传统的麻醉深度分期法来判断麻醉深浅，但Guedel提出分期法的基本点仍可供参考。结合现代麻醉情况可将全身麻醉分期如下。

（一）第一期

遗忘期，从麻醉诱导开始到意识丧失和睫毛反射消失。除应用乙醚或N_2O外，此期痛觉仍未消失。

（二）第二期

兴奋期，乙醚麻醉可出现兴奋、躁动。现代吸入麻醉药及静脉麻醉药，此期的特征是患者意识消失，但呼吸和循环尚不稳定，神经反射处于亢进状态。此期不宜进行手术操作。

（三）第三期

外科手术期，此期已经达到所需的麻醉深度。眼球固定于中央，瞳孔缩小，循环平稳，疼痛刺激已不能引起躯体反射和有害的自主神经反射（如血压增高、心动过速）。进一步加深麻醉则对呼吸循环抑制加重。

（四）第四期

过量期，即延髓麻醉期。呼吸停止，瞳孔散大，血压剧降甚至循环衰竭。应绝对避免或尽快减浅麻醉。

现代麻醉监测手段先进，已经可以进行镇静深度及肌松等高级生命体征的监测，所以麻醉医生可以在熟用麻醉药物的基础上精确掌握麻醉深度。

五、人工气道

人工气道是麻醉机或通气机呼吸环路与患者解剖气道之间最后一级管道连接的统称。全身麻醉或局部麻醉辅助静脉用药时，为了加强对呼吸道的管理，往往需辅用人工气道。

（一）人工气道分类（根据接触患者的解剖位置进行分类）

1.面罩

（1）麻醉面罩：紧闭面罩，与面部无缝贴合，由弧形罩面、接口和空气垫组成。麻醉面罩可以进行加压通气。

（2）吸氧面罩：普通可覆盖口鼻的面罩一般都是由软质材料制成，无法进行加压给氧通气。

2.鼻罩

只覆盖鼻部的面罩，通常用于无创呼吸机的使用。

3.通气道

（1）口咽通气道：适用于咽喉部反射不活跃的麻醉或昏迷患者，可解除舌后坠造成的呼吸道梗阻。

（2）鼻咽通气道：适用范围同口咽通气道，但刺激小，恶心反应轻，容易固定，患者端可有侧口，气路端加粗，可防止滑出鼻腔。

（3）喉罩、喉管、食管气管联合导管（联合通气道）等。

（4）气管内导管：通过一定解剖途径（口腔、鼻腔或气管造口）放置于患者气管内的人工气道（声门以下、气管隆嵴以上）。

（5）支气管内导管：置于左或右主支气管，实施肺隔离和单肺通气的人工气道。可分为单腔和多腔两种类型。目前临床主要使用双腔支气管导管用于肺、食管、胸膜、心脏、脊柱等需要行单肺通气的手术。

前两种通气道需要患者保持自主呼吸，后三种通气道可以连接呼吸机进行机械通气。

（二）安放人工气道时所需的辅助器械

1.喉镜

喉镜是用来显露喉和声门结构，以便明视下进行气管内插管的器械。临床上经常使用的有直接喉镜、可视喉镜等。

2.纤维支气管镜

多用于判断和校正支气管内插管的位置、协助诊断和处理麻醉中呼吸道梗阻等问题。

3.牙垫

辅助气管导管固定并保护导管不被患者咬瘪而无法进行通气。

4.气管导管管芯

气管导管管芯是保持气管导管一定形状的专用器械，辅助气管插管。

5.舌钳和开口器

舌钳可以将舌体牵出口腔，解除舌后坠所致的呼吸道梗阻；开口器用来撬开口腔，安置人工气道，常用于牙关紧闭的昏迷患者。

6.喷雾器

喷雾器是可以向口腔、鼻腔及咽喉部喷洒局部麻醉药的器械，由药瓶、虹吸管、气球、喷雾头组成。

7.插管钳

引导气管导管进入声门的专用器械。

8.负压吸引装置及吸痰管

用于吸除口腔和气管内分泌物、血液的专门器械。

（三）气管插管导管的型号

（1）通常以导管的内径（ID）编号。最小号是2.5mm，即ID2.5号；最大号是10.0mm，即ID10号，以0.5号递增。

（2）导管外径周长编号，即法制号（F），F号＝导管外径（OD）×3.14，与ID的换算方法为（ID）×4+2＝F号，F号最小号是10号，最大号是40号。

（四）气管导管套囊

为防止呕吐物、血液或口咽分泌物流入气管，防止控制呼吸时漏气，气管导管一般都配有套囊。

（1）标准的套囊充气方法：缓慢给套囊充气，直到正压通气时听不到漏气声为止。

（2）气管套囊分为两种：低容高压套囊和高容低压套囊，前者注气后囊内压力可以达到180～250mmHg，与气管黏膜接触面小，压迫气管黏膜可导致黏膜坏死脱落，现已弃用。而现在的气管导管均使用高容量低压力的套囊，囊内最大压力≤30mmHg，而耶鲁大学Gary教授等却认为以最多不超过25mmHg为宜。

（五）喉罩

喉罩是一种特殊类型的通气管，在其通气管的前端衔接一个用硅橡胶制成的扁长形装置，其大小恰好能盖住喉头，故有喉罩通气管之称。起源于英国，现已被广泛应用于临床。喉罩设有1、2、2.5、3、4号等型号，分别适用于新生儿、婴儿、儿童和成人。喉罩是在盲探下插入，不需要使用喉镜等辅助设备，故临床使用较为方便。据统计，喉罩的失败率在5%左右，并且不能防止反流误吸。

1.喉罩使用的适应证

（1）无呕吐反流危险的手术。尤其是困难气管插管的患者，并且可以通过插管型喉罩辅助进行气管插管。

（2）眼科手术适宜使用喉罩。因使用喉罩的应激反应小，对眼内压的影响较小。

（3）行心肺复苏时建立临时人工气道。

（4）适用于不需要肌肉松弛的体表及四肢手术的全身麻醉。

（5）颈椎不稳定患者建立气道的选择。

2.喉罩使用的禁忌证

（1）饱胃、腹内压过高，有高度反流误吸危险的患者。

（2）呼吸道出血的患者。

（3）咽喉部存在感染或其他病理改变的患者。

（4）通气压力需>25cmH$_2$O的慢性呼吸道疾病患者。

（5）张口度难以置入喉罩的患者。

（6）气管受压和气管软化患者，麻醉后可能发生呼吸道梗阻。

六、气管插管术

将气管导管或支气管导管插入患者气道。

（一）插管前准备

气管插管前常规进行相关检查，从而决定插管的途径、导管的型号、适于插管的麻醉方法以及是否存在插管困难等。

1.复习病史

既往有无气管插管困难，有无颈椎骨折、下颌外伤、类风湿关节炎、强直性脊柱炎等可能影响气管插管的病史。

2.气道评估

访视患者的同时进行头颈部口腔的常规查体。

3.设备及物品准备

（1）给氧及通气装置。

（2）面罩（适当大小）、口咽通气道、鼻咽通气道。

（3）气管内导管（适当大小）。

（4）硬性管芯。

（5）麻醉药物（对于清醒患者）。

（6）吸引装置、吸引管及吸痰管。

（7）插管钳。

（8）能够正常工作的喉镜。

（9）听诊器。

（10）牙垫、注射器（套囊充气）、胶布（导管固定）。有条件的科室应备有喉罩、特殊喉镜和特殊气管导管、纤维气管镜、紧急气道通气的器具、呼末二氧化碳监护仪等。

（二）气管插管的适应证

（1）需要保障呼吸道开放的手术，如头颈部手术、俯卧位或坐位手术、呼吸道畸形患者。

（2）避免胃内容物误吸，如腹内压增高频繁呕吐（如肠梗阻）或饱胃全身麻醉患者。

（3）需要长时间正压通气，如开胸手术、需用肌松药的患者、呼吸功能衰竭的患者。

（4）需要反复吸除气管内分泌物，如湿肺的患者进行手术或是治疗。

（5）某些特殊的麻醉，如术中需要同时使用人工低温术、控制性降压等需要保证术中氧供的特殊手术麻醉。

（6）呼吸心搏骤停，需要心肺复苏建立气道的患者。

（三）气管插管的禁忌证

1.绝对禁忌

喉头水肿、急性喉炎、喉头黏膜下血肿等喉梗阻的情况。如遇到上述情况应果断行气管切开术，如暂不能行气管切开，可考虑用手边最大注射器的针头进行环甲膜穿刺（可以用多枚针头进行穿刺）。

2.相对禁忌

（1）呼吸道不全梗阻者禁忌快速诱导插管，不全梗阻在麻醉诱导后可能发生面罩正压通气困难及困难插管，如不能有效通气，后果不堪设想。

（2）主动脉瘤压迫气管者，贸然插管可能造成主动脉瘤的破裂。

（3）合并出血性疾病（如血友病），可能引发口腔、鼻腔及呼吸道出血。

（4）鼻咽部纤维血管瘤、鼻息肉或有反复鼻出血病史患者以及颅底骨折患者禁忌经鼻气管插管。

（四）气管导管型号的选择

准备气管导管时除按标准准备外，还应准备一根小一号的备用。

（1）成人女性通常用ID7.0～8.0，插入约21cm的长度。

（2）男性通常用ID7.5～8.5，插入约22cm的长度。

（3）经鼻插管通常用ID6.5～7.0，应比经口插管的标准长度增加3cm。

（4）如有气道狭窄，需经X线片测量气管狭窄内径，减去1.5cm即相当于导管外径，依次准备2根稍小号的导管。

（5）儿童大于1岁的小儿可按照下列公式计算所需气管导管的内径和插入深度：

导管号（ID）＝年龄（岁）14+4；导管插入的长度（距门齿，cm）＝年龄（岁）/2+12。另外，小儿个体差异较大，还应准备大一号和小一号的导管。5岁以下的小儿一般不用带套囊的气管导管，如用带套囊的气管导管则选用小一号的气管导管。

（五）经口气管内插管

1.预充氧

在给予麻醉药的同时，预充氧3～5min。

2.患者的体位

患者平卧，头垫高10cm，麻醉医生右手推患者的前额，使头在枕寰关节处尽量仰伸（嗅花位），使口腔尽量张开。

3.喉镜的置入和声门的窥视

左手持喉镜，自患者的右侧口角置入，轻柔地将舌体推向左侧，再把喉镜片移至正中，先看到悬雍垂，然后沿舌背弧度将喉镜正中置入咽部，即可见会厌。如为直喉镜片应挑起会厌，沿镜柄纵轴上提喉镜即可显露声门。如采用弯喉镜片，见会厌后，将弯喉镜片远端伸入舌根和会厌面间的会厌谷，再上提喉镜即可显露声门。

4.气管导管的插入

显露声门后，右手以持笔式持导管对准声门，轻柔插入气管内，直到套囊全进入声门后再置入2cm。

5.导管插入气管的确认

详见本节后续内容。确定导管位置无误后记录导管在门齿处的刻度，供术中出现疑问时进行核对。

6.气管导管的固定

放置牙垫，固定导管。

（六）经鼻气管内插管

1.经鼻气管插管适应证

口内手术；张口困难等需要清醒插管的患者。

2.经鼻气管插管禁忌证

参考气管插管禁忌证。

3.经鼻插管的准备

插管前给鼻黏膜滴入血管收缩药和液体石蜡，导管前端外涂润滑剂。如果清醒插管还应滴入表面麻醉药。选择患者通气较好的一侧鼻孔作为鼻插管入口。

4.导管型号的选择及插管深度

一般较经口插管选择小0.5～1号的导管，也可以直接与外鼻孔比较选择插管型号。深度则要在经口插管深度的基础上深2～3cm，或者在明视下套囊进入声门后再置入2cm。

5.经鼻插管的方法

（1）明视经鼻气管内插管法：基本上与明视经口插管法相同。需注意掌握导管沿下鼻道推进的操作要领，即必须将导管与面部呈垂直的方向插入鼻孔，沿鼻底部出后鼻孔至咽腔，切忌将导管向头顶方向推进，否则极易引起严重出血。鼻翼至耳垂的距离相当于鼻孔至咽后腔的距离。当导管推进至上述距离后，用左手持喉镜显露声门，右手继续推进导管进入声门，如有困难，可用插管钳夹持导管前端辅助送入声门。

（2）盲探经鼻气管内插管法：适用于张口度小、无法置入喉镜的患者。与明视经鼻插管不同之处有：宜在较浅的全身麻醉或清醒表面麻醉下进行气管插管，必须保留较大通气量的自主呼吸；需依靠导管内呼吸的气流声强弱或有无来判断导管斜口端与声门的位置和距离，导管口越正对声门，气流声越响。术者左手调整头位，并触摸颈前区皮肤以了解导管前端的位置，一边右手调整导管前端的位置，同时用耳倾听气流响声。当调整至声响最强时，缓慢推进导管进入声门，另外还可以在纤维支气管镜的辅助下进行插管。

（七）导管插入气管的确认

1.导管插入气管的间接征象

（1）双肺听诊呼吸音均等对称。

（2）胃内无气流音。

（3）胃无充气膨胀。

（4）胸廓有呼吸起伏。

（5）吸气时肋间隙饱满。

（6）自主呼出较大的潮气量。

（7）呼气时导管内壁出现白色雾气，吸气时雾气消失。

（8）按压胸廓时能从气管导管感受到气流排出。

（9）自主呼吸时呼吸囊有相应的起伏（连接呼吸机）。

（10）脉搏血氧饱和度良好。

2.导管插入气管的直接征象

（1）明视导管在声门内。

（2）纤维气管镜可见气管环及气管隆嵴。

（3）二氧化碳呼吸波被认为是确定导管位置的"金标准"。

（八）支气管内插管

支气管内插管分为单腔和双腔导管插管。双腔支气管导管（DLT）插管是目前最常用的支气管插管方法。

1.支气管插管的适应证

（1）肺脏手术：肺化脓症、支气管扩张、肺大泡症、肺癌等。

（2）支气管胸膜瘘手术。

（3）肺结核、支气管扩张等大咯血、咳痰患者的急症手术。

（4）其他胸腔内手术：如食管癌根治术。

2.支气管插管的优点

（1）双腔支气管插管将两肺分隔开进行控制通气，可避免病肺的脓性或血性溢出物涌入健肺。

（2）避免有些情况下通气不均匀（如支气管切开术）。

（3）有利于单侧吸引和单侧支气管肺灌洗，便于手术暴露。

（4）双腔支气管内插管已成为胸科大手术分隔肺的常规选择。

3.支气管插管的缺点

对于气管支气管解剖变异较大的患者，可能无法插管到位。

4.操作步骤

（1）支气管插管位置的选择：一般推荐双腔管放入非手术侧的主支气管，即右肺手术时放左侧双腔管，左侧手术放右侧双腔管。

（2）支气管导管的种类和选择：

①Carlen和White双腔管。左侧Carlen双腔管是最早用于临床麻醉的双腔导管，在其分支导管附有套囊斜向左侧，便于插入左侧主支气管，套囊的根部有一舌状小钩称Carlens小钩，插管后正好骑跨在隆突上。右侧White双腔管与左侧Carlen双腔管基本相同，长管设在右侧，进入右主支气管，右侧管套囊上开有窗孔，恰好对准右上肺叶支气管口处。Carlen和White管的优点是有隆突小舌钩，可以骑跨在隆突上，使导管对位良好。但操作不当可引起声带损伤、小舌钩断裂或脱落。

②Robertshaw双腔管是目前最常用的双腔管，为无菌塑料制成的一次性使用支气管导管，分左侧管型和右侧管型，型号有F28、F32、F35、F37、F39和F41号。成年男性一般选择F39~41，成年女性选择F37~39。因取消了隆突钩，便于导管插入。管腔较大，降低了气流阻力和便于支气管内吸引，也有利于全肺切除术或靠近隆突部位手术的操作。支气管套囊呈明亮的蓝色，有利于纤维支气管镜检查的识别。导管前端都带有黑色标记，可在X线下显影。

③Univent管是单腔管，在管的前内壁，有一根带套囊可从管外端操纵前后滑动约8cm的吸痰管。当这个吸痰管放入预设的支气管并将套囊充气后，就作为支气管的阻塞管（不充气时可进行双肺通气）。特别适用于小儿。放置阻塞管最好借助于纤维支气管镜的引导。其优点是操作简单，且术中变换体位或术后机械通气不需要更换导管。

（3）常规插管操作，以左侧Robertshaw双腔支气管导管为例来阐明操作技术。操作前应详细检查双腔管的套囊系统和管腔的连接处。用3mL注射器给支气管套囊充气，用10mL注射器给气管套囊充气。导管内放置专用金属管芯。声门的显露同气管内插管。插入导管时先将导管远端弯曲的凹面向前，在前端通过声门后移去管芯，然后将双腔管旋转90°，使双腔管远端弯曲的凹面对向相应的一侧，近端弯曲的凹面向前。在旋转时，应用力提起喉镜，防止咽喉部结构干扰双腔管远端自由旋转。然后继续向下推送直到达到最大的深度，即两侧管腔近端的结合部已接近或处于门齿水平；或者推送时遇到中等程度的阻力，说明导管的前端已确切进入左主支气管内。将气管套囊充气，先用双腔给双肺通气，确认在气管内后，分别夹闭双腔管检查位置。套囊充气和导管固定确定导管位置正确后，方可分别注气充胀气管套囊和主支气管套囊，后者充气量不应超过3mL。

（4）通过纤维支气管镜插入双腔支气管导管的方法：首先按照上述的常规操作将双腔管插入气管内，直至气管套囊进入声门，将气管套囊充气，用双腔给双肺进行通气。然后经通气环路L形接头上的自封闭性隔膜将纤维支气管镜插入双腔管的支气管腔内，通过纤维支气管镜将支气管导管推送至相应的主支气管内。

（九）双腔管插入位置的确认

正确的双腔导管的位置是保证单肺通气的关键。正确的位置应该是气管腔的开口位于隆突上1～2cm处；支气管管腔的前端应有足够长度进入相应主支气管内，支气管套囊充气后不会突出至隆突上部；支气管导管也不能过深，防止阻塞肺上叶支气管的开口。方法如下。

1.公式法

在插管前应该先按照患者身高进行计算，粗略判断导管深度。具体计算方式如下：距门齿距离（cm）＝12.5+身高（cm）/10，男性插管深度（cm）＝0.11×身高（cm）+10.53，女性插管深度（cm）＝0.11×身高（cm）+10.94。当患者身高为170cm时，插管深度为29cm。随着身高每增加或减少10cm，插管深度增减1cm。身高增减不足10的整数倍时，适当调整插管深度。

2.听诊法

导管置入位置正确时，双肺呼吸音正常。夹闭单侧管腔，该侧呼吸音应消失，而对侧仍然存在；反之，亦然。置入位置不准确，则可能有以下几种情况：

（1）插入太深，双腔管均插入一侧主支气管。双肺听诊时只有一侧肺部有呼吸音，可退出1～2cm，再行听诊直到双侧出现呼吸音。

（2）插入太浅，双腔均在主气管内。支气管通气时双侧肺部都可以听见呼吸音，另外因为支气管套囊封闭气管造成主气管无法通气。此时可以将导管再向深部置入后再行听诊。

（3）插入方向相反，如欲插入左侧，而插入右侧主支气管。因右侧支气管与气管成角小，左侧导管有可能进入右侧支气管，此时可重新气管插管或将导管退至主气道，然后在纤维支气管镜的引导下推入左侧主支气管。

3.呼吸运动观察法

除听诊呼吸音外，还可以通过观察胸廓运动、气道压力、双腔管透明管壁上呼吸湿气的出现和消失等征象来检查导管的位置。位置正常时，单侧夹闭后，胸廓呼吸起伏与呼吸音一致，仅对侧存在，通气侧肺的顺应性正常，无漏气，每次潮气呼吸均有呼吸湿气的出现和消失。但这种方法只能粗略估计导管位置。

4.纤维光导支气管镜（FOB）检查法

纤维支气管镜是确定双腔支气管位置最准确的方法，也是"金标准"。当使用左支气管导管时，将纤维支气管镜从双腔管的右侧气管腔插入，随着向下推送，可观察到隆突及右侧主支气管；在隆突下的左侧支气管内可以看到蓝色的支气管套囊顶端，且支气管套囊不应向隆突方向疝出，也未将隆突向右侧推移；未插管的右主支气管应无阻塞。然后将纤维支气管镜从左侧支气管腔插入，检查支气管套囊处的支气管管腔有无狭窄和远侧支气管树有无梗阻；使用右侧双腔管时，可从双腔管的左侧气管腔插入纤维支气管镜，向下观察应能看到位于右主支气管内的支气管套囊的顶端。从双腔管的右侧插入纤维支气管镜，在支气管前端的远侧应能看到右中、下肺叶支气管的开口。应定位右肺上叶支气管的开口，向上屈曲纤维支气管镜的前端，直接观察右肺上叶支气管的开口，支气管上的通气孔不应与支气管黏膜相重叠。右上肺支气管开口距离右主支气管开口处较近，有的患者可能右上肺对位困难。

5.$P_{ET}CO_2$的监测

可将两个CO_2检测仪连接在双腔的两个管腔上，应能看到形状和大小类似的对称波形。

6.胸部X线检查

如果没有合适型号的纤维支气管镜或由于其他原因不能使用纤维支气管镜，采用X线检查确定双腔管的位置是相当有用的。

（十）双腔支气管插管的注意事项

（1）右肺主支气管的直径比左肺主支气管大，且与总气管的夹角比左侧小，因此支气管导管容易插入过深而误入右主支气管。

（2）右肺上叶支气管的开口与气管分叉部十分接近，仅1.5～2cm，而左肺上叶支气管的开口与气管分叉部的距离较远，约5cm。因此，当气管导管插入过深误入右主支气管或右侧双腔管插管，套囊充气后，极易将右肺上叶支气管开口堵塞而引起右上肺叶不张。

（十一）双腔气管插管的并发症

（1）气管支气管破裂

①原因：支气管套囊压力过高。

②预防：支气管壁异常者慎用、选择合适型号的导管、防止套囊过度膨胀、转换体位时放松套囊、套囊缓慢充气。

（2）创伤性喉炎：双腔管较粗，在通过声门并旋转导管时可能造成声门组织的损伤，应轻柔操作，切忌暴力。

（3）双腔管与肺组织意外缝合。

六、困难气道

（一）困难气道的定义

1993年，美国麻醉医师协会（ASA）制订的《困难气道处理实用指南》中定义了困难气道，即指受过正规训练的麻醉医生所经历的面罩通气困难和气管内插管困难的临床情况。

1.面罩通气困难

（1）麻醉前SpO_2＞90％的患者，麻醉医生如无他人帮助，用100％的氧和正压面罩通气不能维持SpO_2＞90％。

（2）在正压面罩通气过程中，麻醉医生如无他人帮助，不能防止和纠正通气不足。面罩通气不足的征象包括（但不限于）：①SpO_2下降；②测不出$P_{ET}CO_2$；③肺量计监测不到呼出气流或呼出气流不足；④听诊无呼吸音或看不到胸廓运动；⑤严重气道梗阻的听诊征象（喉鸣音）；⑥气体进入胃使胃部充气扩张；⑦出现与低氧血症或高碳酸血症有关的血流动力学改变（如高血压、心动过速和心律失常等）。

2.气管内插管困难

受过正规训练的麻醉医生采用直接喉镜进行气管插管。

（1）无法看到声门的任何结构。

（2）试插3次以上方获得成功或＞10min才获得成功。根据美国麻醉学会关于处理气道困难专题小组的研究，认为了解气道病史和体检、对患者和器械两方面预先做好准备，对困难气道的处理可能会有良好的效果。

（二）困难气道的分类

没有安全的气道就没有生命的保障，每位患者都有可能出现困难气道，而每位麻醉医生都可能面临困难气道。如何在临床工作中迅速识别出可能出现困难气道的患者至关重要，但气道评估并不能预测出全部的困难气道。这就要求临床麻醉医生具备扎实的理论基础和临床应变能力。

（1）困难插管。

（2）困难通气。

（3）紧急气道：患者存在通气及插管困难，需要在极短时间内解决通气问题，否则会出现不良后果。

（4）非紧急气道：患者虽存在插管困难，但面罩通气良好，麻醉医生有充裕的时间可以尝试多种方法完成气管插管。

（5）确定的或已预料到的困难气道。

（6）未能预料的困难气道。

（三）困难气道患者建立气道的方法

1.稳定性气道

（1）清醒自主呼吸（自然气道）。

（2）气管内插管。

（3）气管切开。

2.过渡性气道

（1）喉罩。

（2）食道–气管联合导管。

（3）环甲膜穿刺+高频通气。

（四）气道设备的准备

（1）喉镜和多种镜片。

（2）各种气管内导管。

（3）气管内导管的引导器（管芯或弹性探针）。

（4）口咽或鼻咽通气道。

（5）环甲膜穿刺套装，含高频通气装置。

（6）可靠的负压吸引装置。

（7）训练有素的助手。

（五）非紧急气道的处理方法

（1）各种喉镜片。

（2）插管探条。

（3）各种类型的喉罩。

（4）纤维支气管镜引导气管插管。

（5）逆行插管。

（6）光棒。

（7）其他特殊型喉镜。

（六）紧急气道的处理方法

（1）各种类型喉罩。

（2）食道–气管联合导管。

（3）环甲膜穿刺+高频通气。

七、机械通气相关模式

人工气道建立后通常需要连接麻醉机（或呼吸机）使用机械通气模式。

（一）机械通气的病理生理目的

1.支持肺泡通气

使肺泡通气量达到正常水平，将动脉二氧化碳分压水平维持在基本正常的范围内。

2.改善或维持动脉氧合

在适当吸入氧浓度的条件下，使动脉血氧饱和度SpO_2＞90%（相当于动脉氧分压PaO_2＞60mmHg）。

3.维持或增加肺容积

吸气末肺脏的充分膨胀，即维持吸气末肺容积，可预防和治疗肺不张及其相关的氧合、顺应性、防御机制异常。

4.减少呼吸功

机械通气做功使患者呼吸相关肌肉做功减少，降低呼吸肌氧耗，改善其他重要器官或组织的氧供。

（二）机械通气的临床目标

（1）纠正低氧血症：通过改善肺泡通气量、增加功能残气量、降低氧耗，可纠正低氧血症和组织缺氧。

（2）纠正急性呼吸性酸中毒：动脉二氧化碳分压并非一定要降至正常水平。

（3）缓解呼吸窘迫：缓解缺氧和二氧化碳潴留引起的呼吸窘迫。

（4）防止或改善肺不张。

（5）防止或改善呼吸肌疲劳，减少全身和心肌氧耗。

（6）保证镇静和肌松剂使用的安全性。

（7）促进胸壁的稳定。

（8）适当降低颅内压。

（三）机械通气的分类

1.控制通气（Controlled Ventilation，CV）

控制通气是指使用呼吸机完全替代患者的自主呼吸，其呼吸频率、潮气量或气道压力、吸呼比及吸气流速均按设定值进行。该模式通常用于严重的呼吸抑制、呼吸衰竭或呼吸停止患者，可以最大限度地降低呼吸做功，有利于呼吸肌肉疲劳恢复。

（1）容量控制模式（Volume Control Ventilation，VCV）：在固定潮气量（VT）的模式下进行通气，气道压力在不同呼吸周期之间都可能不同。

（2）压力控制模式（Pressure Control Ventilation，PCV）：固定每次呼吸周期中吸气时相的压力，但因患者气道阻力的变化，不同呼吸周期之间的潮气量也存在一定的漂移，即潮气量为不确定参数。

2.辅助通气（Assisted Ventilation，AV）

辅助通气是患者自主吸气触发呼吸机进行辅助通气的模式。呼吸机按预设参数提供患者呼吸。

（1）压力支持通气（Pressure Support Ventilation，PSV）：呼吸机在患者吸气触发后按预设压力提供压力支持，而流速方式、呼吸深度、吸呼比均由患者自行控制。无自主呼吸或中枢驱动不稳定者不应使用此模式。

（2）同步间歇指令通气（Synchronized Intermittent Mandatory Ventilation，SIMV）：是在设置合适指令频率、潮气量、吸气时间或流速以及触发灵敏度等的基础上，呼吸机按预设指令对患者提供正压通气。两次指令之间的呼吸为患者的自主呼吸，而且指令通气与患者的自主呼吸同步。SIMV既保留了自主呼吸功能，又在逐渐降低呼吸机辅助支持的水平，因而有利于撤机。既可作为长期通气支持的方式，也是准备撤机前使用的序贯模式。

3.持续气道正压（Continuous Positive Airway Pressure，CPAP）

持续气道正压是患者自主呼吸时不管是吸气相还是呼气相，气道内始终维持一定的正压水平（高于大气压）。

4.呼气末正压（Positive End Expiratory Pressure，PEEP）

在机械通气基础上，于呼气末期对气道施加一个阻力。

CPAP与PEEP能保持气道内正压，增加功能残气量，使萎陷的肺泡开放，减少分流，改善氧合。

八、机械通气相关肺损伤

机械通气相关肺损伤（Ventilator Induced Lung Injury，VILI）是指在机械通

气过程中发生的与呼吸机密切相关的急性肺部损伤，如炎性反应、气胸、纵隔气肿等。机械通气是一项简单的操作技术，但其带来的问题却客观存在。

（一）VILI的分类

1.压力伤

在患者肺顺应性很差的情况下，短时间的压力变化就容易造成肺损伤。

2.容量伤

尽管患者肺部顺应性良好，但一旦超过了肺所能容纳的容量，也会造成肺部损伤。

3.萎陷伤

全身麻醉状态下，10%～20%的肺泡发生萎陷；机械通气时，肺泡多次从萎陷到张开的过程就发生了萎陷伤。

4.生物伤

机械性因素使血管内皮细胞脱落，为炎性细胞活化，与基底膜黏附并进而为进入肺内创造了机会，由此激发的炎症反应所致的肺损伤称为肺生物伤，它对VILI的发展和最终结局也产生重要影响。

机械通气是一种反生理过程，如果操作不当就会导致术后肺部并发症（PPCs）的发生。PPCs包括术后炎症、呼吸衰竭和支气管痉挛等。根据流行病学资料分析，全身麻醉后PPCs的发生率为5%～40%，每5例PPCs患者中有1例将在术后30天内死亡，PPCs与患者住院时间及死亡率显著相关，所以预防PPCs至关重要。

（二）VILI的易感人群

（1）老年人。

（2）合并基础疾病患者。

（3）术前低蛋白血症、合并感染者。

（4）接受大型手术、长期机械通气的患者。

需要注意的是，即使是身体相对健康的患者，如果进行不恰当的机械通气也会给患者带来不良的预后。

（三）围术期VILI的危险因素

（1）正压通气，是围术期急性肺损伤最重要的危险因素。主要原因包括不恰当的潮气量（潮气量过大或单纯小潮气量）、肺部周期性的过度膨胀、长时间高浓度吸氧。真正造成肺部损伤的是气道压力和肺泡的跨壁压。有文献显示，当气道压力>15cmH_2O时，随着压力的增加，肺损伤风险直线上升。另外，潮气量的设置应根据理想体重计算，而不是实际体重。

（2）麻醉因素，全身麻醉后通气/血流比失调、大量肺泡萎陷、肺顺应性降低等生理改变使患者更容易发生PPCs。

（3）单肺通气，是围术期肺损伤的重要预测指标之一。单肺通气严重影响通气/血流比，造成肺内分流、低氧血症等，因而容易发生PPCs。

（4）炎症反应，手术打击越大，炎症反应越重，各类炎性因子释放与炎性细胞的聚集引起了肺损伤。

（5）围术期大量液体输注，肺水肿加重VILI。

（6）血液制品输注，异体血中的抗白细胞抗体与患者肺部的白细胞发生相互作用，导致炎症物质大量释放，继而产生VILI。

（四）肺保护性通气策略

肺保护性通气策略是指在维持适当的氧合和机体基本氧供的前提下，防止肺泡过度扩张和使萎陷肺泡重新开放，降低VILI的发生率，保护和改善肺功能、减少肺部并发症、降低患者死亡率的呼吸支持策略。这种通气策略包括小潮气量、最佳PEEP、肺复张、允许性高碳酸血症、低浓度吸氧等。临床上常结合小潮气量、最佳PEEP和定时手法肺复张3种途径达到预期的肺保护效果。

（1）低潮气量，高潮气量和高气道压在机械通气时对患者具有潜在的肺损害作用，尤其是合并肺部基础疾病的患者。主要措施是设定潮气量为6mL/kg～8mL/kg，尽量使平台压不超过30～35cmH_2O。

（2）手法肺复张（Recruitment Maneuver，RM），是通过提高气道压的方式，短暂提高跨肺压，从而使萎陷的肺重新膨胀扩张。在保护性肺通气策略的操作流程中，手法肺复张一定要在PEEP之前。没有先行的手法复张，后续的PEEP起不到任何作用。常用的肺复张方法有以下3种：

①控制性肺膨胀法：选择CPAP模式（当呼吸机没有CPAP模式时，可用Spont模式代替），调整PEEP到$30\sim50cmH_2O$，维持$20\sim40s$。

②压力控制法：选择PCV模式，将控制压力调整至$15\sim20cmH_2O$，将PEEP调整至$25\sim30cmH_2O$，使气道峰压达到$40\sim45cmH_2O$，维持2min。

③PEEP递增法：选择PCV模式，保持控制压力位为$10\sim15cmH_2O$，在原有PEEP水平上每$30\sim60s$增加$5cmH_2O$，直至峰压达到$40\sim45cmH_2O$，再逐渐下调PEEP。

RM适应证：中重度ARDS、全身麻醉术后肺不张、呼吸机管路断开吸痰、气管插管术后、心力衰竭等原因所致的严重低氧。

RM禁忌证：血流动力学不稳定，需要大量血管活性药物维持血压者；存在气压伤及其高危因素，如肺内结构破坏明显、呛咳反射明显等；颅内压增高；胃肠道黏膜缺血性疾病应谨慎实施。

（3）最佳PEEP：PEEP递减法是目前普遍采用的维持复张效果较好的方法。操作方法是在进行手法复张后设置通气模式为容量或压力模式，设置潮气量$4\sim6mL/kg$，将PEEP调至$20\sim25cmH_2O$，密切监测PaO_2、SPO_2及肺顺应性等，以每$5\sim20min$降低$2cmH_2O$的速度下调PEEP，直至SPO_2能维持在90%左右时，此刻PEEP之上的$2cmH_2O$被认定为最佳PEEP。最佳PEEP确定后，立即重复进行手法复张，再返回手法复张前的通气模式，并将PEEP设置在最佳PEEP水平。

最佳PEEP禁忌证同手法肺复张。

第五节 基础麻醉

麻醉前在病室或手术室内使患者神志消失所采取的辅助麻醉方法称为基础麻醉。与术前用药相比，区别在于患者的意识情况。此时患者对疼痛刺激仍有反应，故须配合应用其他麻醉方法才能进行手术。基础麻醉可以减轻患者术前焦虑和提高痛阈并消除患者的精神创伤，是医学人文关怀的体现。

一、基础麻醉的适应证

（1）需要手术而又不能合作的儿童。

（2）精神非常紧张、不能自控的患者。

（3）因各种原因而失去自控能力的患者。

二、麻醉前在病室或手术室门口进行的基础麻醉常用方法

（1）氯胺酮肌内注射：主要用于小儿，一般为4～6mg/kg肌内注射，对于已开放静脉的患儿也可以1～2mg/kg静脉注射；患者意识消失较快，也具备镇痛作用，但呈现"分离麻醉"现象。因氯胺酮明显增加腺体分泌，术前应给予足量的抗胆碱药物。另外，氯胺酮存在中枢兴奋作用，可辅助适量苯二氮䓬类药物。需要注意的是，如果剂量过大，也可能出现呼吸抑制作用。

（2）硫喷妥钠肌内注射（现在已不常用）：一般用2.5%硫喷妥钠溶液按照15～20mg/kg肌内注射，体弱者或3月龄～12月龄的婴儿宜减量至10～15mg/kg，浓度也宜降低为1.5%～2%，一次总量≤0.5g。能使患者意识较快消失，但不具备镇痛作用。用药后应密切观察呼吸及循环系统变化。由于药物呈强碱性，肌内注射的部位应在臀部外上方肌肉深层，禁止注入皮下和动脉，更不能注入神经部位。

（3）咪达唑仑口服，可用于成人与小儿。口服的用药方式更容易被患者接受，而且还有专门为小儿准备的果味口服液。

（4）地西泮口服或肌内注射。

三、基础麻醉操作基本原则

（1）基础麻醉必须由麻醉医生实施，并有麻醉记录。

（2）基础麻醉可以在患者进入手术室前或在手术室内进行。

（3）注药后应密切观察患者的生命体征，维持患者的呼吸和循环稳定。

（4）在基础麻醉下进行其他有创操作时，应有麻醉医生观察患者及监护。

第二章　临床麻醉管理

第一节　神经外科手术的麻醉

大脑中枢是维持生命和意识的重要器官，也是神经外科的原发病、外科手术和全身麻醉药物共同作用的靶点。这一点使神经外科比其他专科麻醉的风险大大增加。某些颅脑疾病影响患者的精神和意识，给麻醉医生准确判断药物作用和评价麻醉苏醒造成困难。

一、神经外科麻醉的基本理论与基本问题

（一）脑血流、脑代谢及颅内压

1.脑血流（cerebral blood flow，CBF）

脑组织血流量非常丰富，脑组织重量约1400g，占体重的2%，但脑血流量却占心排血量的12%～15%，相当于每100g脑组织50～70mL/min。高血流量灌注是脑组织的一个显著特征。

正常人平均动脉压虽然会有变化，但脑血流量几乎是恒定不变的，这种现象称为脑血流的自动调节功能，其调节范围为MAP在50～150mmHg。

2.脑血流量的调节

脑组织的血供颈动脉占67%，椎动脉占33%。

（1）代谢调节：局部脑代谢是调节脑血流量和脑血流分布的主要因素，酸中毒导致血管扩张，而碱中毒则使血管收缩。pH值每变化0.1，小动脉的直径可改变7%；$[H^+]$和$[HCO_3^-]$不能通过血脑屏障，但CO_2可以通过小动脉弥散入脑，从而改变脑血管周围的pH值。

（2）神经调节：颅内和颅外源的胆碱能、交感和血清素等神经系统对脑内阻力性血管的调节起着重要作用。

（3）血管平滑肌性调节：肌性调节主要是为脑血流快速变化提供迅速和代偿性的调节，调节的范围较小。当脑灌注压明显波动时，需要3～4min的时间来完成脑血流的调节。

3.脑代谢

高代谢是脑组织的另一显著特征。无论是睡眠还是清醒，脑组织氧耗量占全身的20%，几乎均为有氧代谢提供，故脑组织对缺氧的耐受性极差。在脑的能量消耗中，其中约60%用于支持脑细胞的电生理功能，其余则用于维持脑细胞的稳态活动。

4.颅内压（intracranialpressure，ICP）

颅内压指颅内的脑脊液压力。正常人平卧时，腰穿测得的脑脊液压力可正确反映颅内压的变化，正常值为70～200mmH$_2$O（成人）、50～100mmH$_2$O（儿童）。

5.脑灌注压（cerebral perfusion pressure，CPP）

CPP＝MAP－ICP，其正常值约为100mmHg。正常生理情况下，ICP基本恒定，但MAP会有变化，所以脑灌注压会随着MAP的变化而变化。因为脑血管的自动调节作用，脑血流量几乎是恒定不变的（MAP在50～150mmHg）。但当病理状态导致ICP升高，为了保持一定的脑灌注压力则MAP会代偿性增高。

6.影响ICP（升高）的因素

（1）颅腔容积的大小，比如小颅畸形、颅骨异常增生等。

（2）脑组织，脑内出血或肿瘤导致脑组织体积增加。

（3）脑脊液，脑积水、脑脊液循环障碍等。

（4）脑血容量，脑血管扩张，脑血流量急剧增加。

其中（2）（3）（4）任何一部分发生变化即影响到其他两部分。若超过了生理限度（＞5%），便会表现出ICP升高。

7.血脑屏障（blood brain barrier，BBB）

血脑屏障是血液与脑组织间的一种特殊屏障，主要由脑毛细血管内皮细胞及其间的紧密连接，毛细血管基底膜及嵌入其中的周细胞和星形胶质细胞终足形成的胶质膜。

8.血脑屏障的作用

（1）阻止某些物质（多半是有害的）由血液进入脑组织。

（2）保持脑组织内环境的基本稳定。

（3）维持中枢神经系统的正常生理状态。

（二）麻醉对脑血流量、脑代谢和颅内压的影响

1.血管活性药物

（1）单胺类血管活性药物：这些药物一般不可透过血脑屏障，对脑代谢、CBF无明显影响。但在血脑屏障受损或大剂量应用时，可对脑血流产生明显的影响。

（2）扩血管类药物：硝普钠扩张动脉、硝酸甘油扩张静脉均可增加CBF。并且当脑血流自动调节功能受损后，此类药物可明显增加CBF，并使ICP升高。

（3）罂粟碱：可缓解脑动脉痉挛，直接降低脑血管阻力，伴随着血压的下降，CBF也相应减少。

2.麻醉药物

（1）静脉麻醉药：大部分静脉麻醉药物（除氯胺酮外）均降低脑代谢与CBF。

（2）吸入麻醉药：0.5MAC时，脑代谢率抑制引起的脑血流量下降占优势，与清醒状态相比，CBF下降；1.0MAC时，CBF无明显变化，脑代谢率抑制与脑血管扩张之间达到平衡；超过1.0MAC时，脑血管扩张占优势，即使脑代谢率明显下降，脑血流量也会明显增加。扩张脑血管的效能依次为氟烷＞恩氟烷＞地氟烷＞异氟烷＞七氟烷。60%～70%的N_2O可产生脑血管扩张和ICP增高。ICP升高的患者吸入50%或以上浓度的N_2O可引起具有临床意义的ICP升高。因此对颅内顺应性减低的神经外科患者应慎用。

（3）麻醉性镇痛药：单独使用时对颅内压的影响不大。

（4）肌松药：去极化肌松药琥珀胆碱可致肌肉震颤而导致颅内压一过性升高，其余非去极化肌松药均不能通过血脑屏障，对脑血管无直接作用。

3.麻醉中的其他因素

（1）机械通气：适当地过度通气（维持$P_{ET}CO_2$在30mmHg左右）可降低脑血流量及颅内压，是临床上常用的降低颅压的方法。

（2）低温：局部低温或全身性降温可降低颅内压，减轻脑水肿。

（三）颅内高压的处理

1.脱水利尿

（1）甘露醇：20%甘露醇250mL快速静脉滴注，必要时可于4～6h重复给药，给药后30～45min达峰效应。

（2）袢利尿剂：常用呋塞米，20～40mg静脉注射，30min后开始发挥降低颅内压的作用。

（3）白蛋白：可选用20%的人体白蛋白20～40mL静脉注射。

2.糖皮质激素

地塞米松10～20mg或氢化可的松100～200mg静脉滴注。糖皮质激素可使毛细血管通透性降低，减轻脑水肿，降低颅内压。

3.适度过度通气

$PaCO_2$降低可收缩脑血管，降低脑血流量，进而降低颅内压。

4.降低静脉压

采用头高足低体位，降低脑静脉压，减少脑血流量。

5.使用药物降低颅内压

血管活性药物、麻醉药物等。

6.降低脑温

通过降低脑代谢率达到降低颅内压的作用。可采用局部降温或全身降温的方法，体温维持在32～35℃为宜，降温前可给予氯丙嗪等冬眠药物以抑制机体的御寒反应。

二、围术期管理要点

（一）术前评估

（1）神经系统检查：患者的神志（Glasgow昏迷评分）、肢体活动度、瞳孔对光反射、影像学检查。

（2）水电解质紊乱情况。

（3）全身状况评估：了解心肺功能及肝肾功能。

（4）术前用药：以不抑制呼吸功能及不增加颅内压为原则。

（5）了解禁食水及呕吐情况，必要情况下应放置胃肠减压。

（6）气道评估，尤其对于昏迷的患者要检查张口度，同时要做好困难气道的准备。

（二）术中管理

1.麻醉诱导期

力求平稳，不应出现血流动力学的波动。通常采用静脉快速序贯诱导的方式，在保证麻醉深度的同时尽可能缩短诱导时间，在充分预充氧的基础上可不进行正压通气以防止反流误吸。

2.麻醉维持期

（1）全凭静脉及静吸复合麻醉均可用于神经外科手术的维持，但应注意控制吸入药物的浓度不超过1.0MAC。

（2）在术中配合使用降低颅内压的措施，以辅助手术的顺利进行。

（3）常规肌松，避免术中出现不必要的体动。

（4）在维持血流动力学及内环境稳定的基础上控制液体输入。

（5）避免体温过高，可适当控制低体温。

3.术中监测

（1）常规监测：心电、血氧、无创血压、体温、$P_{ET}CO_2$。

（2）血流动力学监测：有创脉压、中心静脉压、无创及有创心排量监测、经食道心脏超声等。

（3）颅内压监测：有创或无创颅内压监测。

（4）脑血流监测：脑氧饱和度监测、经颅彩色多普勒血流图。

（5）神经功能监测：脑电图监测、肌电图监测、躯体感觉诱发电位、运动诱发电位、脑干听觉诱发电位等。

4.苏醒期

避免血流动力学波动、寒战、呛咳及躁动。

（1）需要完善的术后镇痛。

（2）手术结束后，使用喉麻管于气管内注射2%利多卡因3～4mL，充分表面麻醉可减轻拔管期呛咳。

（3）深麻醉自主呼吸恢复后即拔除气管插管。

（4）采用喉罩进行过渡。

5.术后需要保留气管导管的情况

（1）脑干实质及其邻近区域手术，术后有呼吸功能障碍者。

（2）有后组颅神经损伤、出现吞咽困难或/和呛咳反射明显减弱者。

（3）颈段和上胸段脊髓手术后呼吸肌麻痹或咳嗽无力者。

（4）经蝶窦垂体手术或经口斜坡手术后压迫止血或渗血较多，且患者又没有完全清醒。

（5）其他原因的呼吸功能不良术后需要呼吸机支持者。

三、特殊神经外科手术的麻醉

（一）垂体瘤患者的麻醉

垂体瘤是常见的颅内肿瘤。垂体瘤中以起源于腺垂体的垂体腺瘤最为常见，其次为起源于胚胎残留组织的颅咽管瘤。垂体腺瘤可发生于各个年龄，70%的患者始发于30～50岁。

1.临床表现

（1）生长激素（growth hormone，GH）分泌过多者，少年表现为巨人症，成人则表现为肢端肥大症；催乳素（prolactin，PRL）分泌过多的女性表现为闭经泌乳综合征，而男性则表现为泌乳和性功能减退。

（2）由于垂体瘤压迫正常垂体，使正常垂体功能减退，于是出现促性腺激素分泌不足引起继发性性腺功能减退症状出现较早（最常见）；促甲状腺激素（thyroid stimulating hormone，TSH）分泌不足引起继发性甲状腺功能减退；促肾上腺皮质激素（adrenocortico tropic hormone，ACTH）分泌不足引起继发性肾上腺皮质功能减退（较少见）。

（3）头痛和颅内压增高表现。

（4）两颞侧偏盲。

2.手术方式

自20世纪70年代起，采用开颅垂体瘤切除术，随后Cushing采用经蝶窦入路手术，并已成为最理想的手术方案。术后一周内肾上腺功能减低为手术成功的表现。

3.经蝶窦手术的并发症

（1）出现尿崩症、脑脊液漏等一过性并发症。

（2）出现视力减退、尿崩症、垂体功能减退（完全性和部分性）等永久性并发症。

4.麻醉管理要点

（1）选择气管内插管全身麻醉，并选择带套囊的气管插管。

（2）将气管导管套囊充满，防止术中血液流入气管。

（3）由于经蝶窦手术视野小，故术中最好采取控制性降压措施使术野清晰。

（4）为防止术中垂体功能不足或出现下丘脑症状，术中应给类固醇激素，可使用地塞米松20mg或氢化可的松300mg静脉滴注。

（5）术后如果清醒不完善，可戴气管插管回病房。

（二）颅脑损伤患者的麻醉

颅脑外伤是指外界暴力直接或间接作用于头部造成的损伤，又称为创伤性脑损伤，约占全身创伤的20%，其致残率和死亡率在各种类型的创伤中位居首位。

1.颅脑损伤分类

（1）按损伤类型分为闭合性颅脑损伤和开放性颅脑损伤。

（2）按病程演变时间和进程分为原发性脑损伤和继发性脑损伤。

2.颅脑损伤后的病理生理改变

（1）脑组织出血、脑容量增加、脑顺应性降低导致颅内压升高。

（2）颅内压持续升高，脑血流量自动调节机制失衡。

（3）血脑屏障破坏，细胞源性和血管源性脑水肿进一步增高颅内压，加重脑组织缺血和缺氧，甚至引起脑疝。

（4）循环系统：继发性交感神经兴奋和（或）颅内压升高引起库欣反应，往往会使低血容量的闭合性颅脑创伤患者表现为高血压和心动过缓，而在麻醉或开放颅腔后又出现严重的低血压及心动过速。

（5）呼吸系统：呼吸模式改变、昏迷导致呼吸道梗阻、交感神经兴奋可导致肺动脉高压及神经源性肺水肿。

（6）消化系统：颅内压升高导致喷射性呕吐、应激性溃疡。

（7）内分泌系统：应激性血糖升高。

（8）体温：下丘脑体温调节中枢受干扰，出现体温升高。

3.麻醉管理要点

（1）多为急诊手术，术前准备时间仓促。要求麻醉前对患者的神经系统以及全身状况作出快速全面的评估。

（2）无论禁食水时间是否足够，麻醉诱导均应按饱胃患者处理，预防反流误吸。

（3）发生脑疝的患者生命体征不平稳，随时有呼吸心搏骤停的可能，应备好抢救物品及药品。

（4）注意其他器官、部位的损伤。

（5）合并颅底骨折的患者禁忌经鼻气管插管。

（6）颅内压升高引起的血压升高往往掩盖了循环血量的不足，因而根据患者情况术前可进行积极的扩容。术中可采用晶胶1∶1的比例进行输液，合理使用血液制品，避免使用含糖液体。

（7）积极纠正低血压，应在扩容的基础上使用血管活性药物。

（8）推荐围术期血糖控制在6～10mmol/L，避免血糖的剧烈波动。

（9）体温过高与颅脑创伤患者术后神经功能不良转归密切相关，故对发热患者应给予降温处理。

（10）适当使用糖皮质激素。大量文献证明，大剂量糖皮质激素用于颅脑损伤患者并不能改善预后。颅脑创伤患者的麻醉管理目标是改善脑灌注和脑血流，预防继发性脑损伤并改善预后。

（三）颅内介入性治疗

1.手术类型

包括动静脉畸形及颅内动脉瘤栓塞治疗。

2.介入手术特点

（1）介入手术室往往是脱离手术室的独立部门，麻醉医生需要在没有科内同事协助下独立工作，要独立处理手术中发生的全部问题，因此需要具备扎实的临床经验及处理突发问题的能力。

（2）介入手术刺激小，要求患者绝对制动。

（3）在X线下工作，涉及医务人员的劳动保护。

3.麻醉管理要点

（1）物品及药品准备：对介入手术室内的麻醉机及监护仪要更加细致全面地进行检查。检查气源及其接头，并确认工作正常；备足耗材，2～3个基数为宜；麻醉药品要准备手术需要的2～3倍，抢救药品需要更多的准备。

（2）此类患者多合并脑出血病史，其中部分患者处于昏迷状态。大部分患者合并不同程度的高血压，少数患者合并其他大血管疾病。

（3）麻醉方法通常选择全身麻醉，要求绝对制动。

（4）术中监测：常规监测及直接动脉压力监测。有条件或有需要的患者可行脑功能监测等其他监测项目。

（5）围术期应用血管活性药物尽可能维持血流动力学稳定，波动范围小。

（6）术后根据情况决定是否拔除气管导管。

（7）介入手术有中转开放手术的可能，多是由于颅内动脉瘤破裂及动静脉畸形出血。此类患者开颅手术风险大，死亡率高，术中按照神经外科手术麻醉的要求进行，戴气管导管转运到手术室。

第二节 妇产科手术的麻醉

一、妇科手术的麻醉

（一）妇科手术的特点

（1）妇科手术涉及的子宫、输卵管、卵巢及阴道等器官均位于盆腔深部，故要求麻醉有足够的镇痛和肌肉松弛。

（2）手术多涉及特殊体位（头低位或截石位），体位对患者呼吸及血流动力学产生影响。

（3）患者以中老年人为主，常并存高血压、冠心病、贫血等基础疾病，麻醉前应给予治疗和纠正。

（二）麻醉方法的选择

1.椎管内麻醉

连续硬膜外麻醉、腰麻及腰硬联合麻醉均可满足一般妇科手术的要求。为了提供良好的肌松，可选用较高浓度的局部麻醉药，麻醉平面一般维持在T_6水平以下即可。

2.全身麻醉

可为患者提供良好的气道管理，为手术提供良好的肌肉松弛。但术后恶心、呕吐的发生率高于椎管内麻醉。

3.全身麻醉复合硬膜外麻醉

充分镇痛及肌肉松弛，硬膜外阻滞可作为术中及术后镇痛的有效手段。减少全身麻醉药物的使用，降低术后恶心、呕吐的发生率。

（三）特殊妇科手术麻醉

1.卵巢巨大肿物切除术

（1）充分进行术前检查及准备，尤其注意心肺功能的评估。

（2）患者术前可能合并低氧血症、高碳酸血症、呼吸道感染、贫血、低蛋白血症及水电解质紊乱等情况，应适当进行纠正及改善。

（3）肿瘤压迫下腔静脉致静脉回流受阻，术中回心血量不足易出现低血压，应预扩容及备好血管活性药物。

（4）围术期积极预防血栓形成。

（5）单纯使用椎管内麻醉易出现严重低血压及心脏不良事件，同时进一步抑制患者呼吸，故不适宜单独使用，可考虑作为术后镇痛的方法。

（6）对于巨大肿瘤难以平卧的患者，要注意体位的摆放。

（7）术中搬动肿瘤、放囊液应轻柔缓慢，严密监测循环波动。

2.宫腔镜检查与手术

（1）膨宫介质的使用：为膨胀宫腔、视野清晰、减少内膜出血及便于手术操作。膨宫介质可使用二氧化碳、低黏度液体（生理盐水等）及高黏度液体

（32%右旋糖酐-70等）。膨宫介质过度吸收是膨宫时常见的并发症，多与膨宫压力过高、子宫内膜损伤面积较大及手术时间过长有关。故宫腔镜手术时间应适可而止，原则上不得超过90min。

（2）麻醉方法的选择：单纯宫腔镜检查不需要麻醉。宫腔镜手术可以选择椎管内麻醉或全身麻醉。

（3）术中警惕迷走神经紧张综合征：该反应源于敏感的宫颈，受到扩宫刺激传导至Frankenshauser神经节、腹下神经丛、腹腔神经丛及右侧迷走神经而出现心率血压下降的临床表现。

二、产科麻醉

（一）妊娠期生理改变

1.心血管系统

（1）孕妇总循环血容量增多，妊娠33周（32～34周）达高峰。血容量增多加重了循环系统的负荷，对有心脏疾病的产妇易诱发心力衰竭、肺充血、急性肺水肿等并发症。

（2）心排血量增加140%，心率增快20%，每搏量增加30%。

（3）5%～10%的孕妇在足月时出现仰卧位低血压综合征，表现为低血压、伴有面色苍白、大汗及恶心、呕吐，该综合征是由于下腔静脉被妊娠子宫阻断致回心血量严重不足导致。

（4）膈肌抬高使心脏位置受到影响。

（5）妊娠期高动力性循环使心音增强，正常妊娠中可出现心脏收缩期杂音、心肌轻度肥厚。孕晚期心电检查可出现心电轴左偏、ST段以及T波非特异性改变等体征，均属正常情况。

2.呼吸系统

（1）孕晚期的患者分钟通气量和氧耗量增加50%，而功能残气量（FRC）下降20%。FRC的减少和氧耗的增加使氧储备量大大下降，故围术期应重视吸氧。

（2）妊娠期孕妇呼吸道黏膜的毛细血管处于充血状态，容易出血及发生水肿，故推荐使用比非妊娠妇女常规使用气管导管直径更细的型号，尽量避免经鼻吸痰。

3.中枢系统

（1）孕妇对吸入麻醉药的需要量适当减少，吸入药物的MAC值下降30%～40%。

（2）孕妇硬膜外血管怒张，腔隙变窄，应适当降低局部麻醉药物的用量，但关于剖宫产硬膜外麻醉的局部麻醉药用量减少程度存在一定争议。

（3）由于孕妇腹围增大导致椎管狭窄，腰麻用药量应减少30%～50%。

4.血液系统

（1）妊娠期红细胞的增加不及血浆容量的增加，故出现稀释性贫血。

（2）白细胞在妊娠第8周起逐渐升高。

（3）大多数孕妇凝血因子明显增多，血小板数量无明显改变或减少，故呈现稀释性减少，表现为血液高凝状态。

5.消化系统

（1）妊娠期常出现胃食管反流和食管炎，阿片类和抗胆碱药物可加剧胃食管反流，增加误吸风险。对于剖宫产手术麻醉管理都应遵循"饱胃"患者的管理规范。

（2）妊娠期肝血流量无明显变化。

6.内分泌系统

（1）促甲状腺激素及甲状腺激素分泌增多，基础代谢率增加。

（2）肾上腺皮质激素处于功能亢进状态，血清皮质醇浓度增加。

（3）肾素–血管紧张素–醛固酮系统分泌增加。

（二）常用麻醉药物对母体、胎儿及新生儿的影响

几乎所有的镇痛、镇静药物都能迅速透过胎盘，而肌松药因高解离度和低脂溶性、大分子等特点不易通过胎盘，故临床剂量的肌松药很少透过胎盘。

1.局部麻醉药

（1）利多卡因：具有心脏毒性低、肌松效果好、对母婴影响小等优点，但作用维持时间较短。1.5%～2%的利多卡因用于硬膜外麻醉，对母婴安全有效。

（2）丁哌卡因：丁哌卡因常用于腰麻、硬膜外麻醉及镇痛。其心脏毒性大于利多卡因，且由丁哌卡因引起的心脏骤停复苏困难，故产科麻醉禁用0.75%浓

度的丁哌卡因。

（3）罗哌卡因：其优点是低浓度时感觉−运动阻滞分离的特点较其他局部麻醉药明显，故广泛应用于分娩镇痛。以0.0625%～0.10%的罗哌卡因+1～2μg/mL的芬太尼或0.4～0.6μg/mL的舒芬太尼较为常用，其对运动神经的影响较丁哌卡因更小，心脏及神经毒性低于丁哌卡因及利多卡因，对母婴更安全可靠。

（4）左旋丁哌卡因：临床药效与丁哌卡因相似，但安全性高于布比卡因。

（5）氯普鲁卡因：起效快，作用短暂，代谢迅速，尤其适用于紧急剖宫产的硬膜外麻醉，但不建议用于腰麻。

2.麻醉性镇痛药

（1）哌替啶：对新生儿有抑制作用，故不作为产程中首选镇痛药物。

（2）芬太尼/舒芬太尼：常用于分娩镇痛，低浓度、小剂量对母婴无不良影响。可迅速透过胎盘，在分娩过程中（分娩期间或剖宫产断脐之前）使用芬太尼或舒芬太尼肌肉或静脉注射可增加新生儿呼吸抑制的发生率。

（3）吗啡：因胎儿呼吸中枢对吗啡极为敏感，临床剂量的吗啡即可使新生儿出现明显的呼吸抑制，故我国在产程中不使用吗啡。

（4）瑞芬太尼：半衰期极短，代谢迅速，为产妇提供良好镇痛的同时对新生儿无明显抑制作用，是产科全身麻醉诱导的首选阿片类药物。

（5）布托啡诺及纳布啡：对内脏痛的缓解优势明显，但临床剂量可引起胎心变化。

（6）非麻醉性镇痛药——曲马多：呼吸循环影响轻微，起效稍慢，作用时间为4～6h，但母婴安全性尚不明确，应权衡利弊慎用。

3.镇静安定药

（1）地西泮：半衰期长，可能导致新生儿出生后镇静、肌张力减退、发绀等，一般在产程早期使用。

（2）咪达唑仑：迅速透过胎盘，但少于地西泮，对胎儿影响尚不清楚。

（3）氯丙嗪和异丙嗪：主要用于子痫前期和子痫的患者，以达到解痉、镇静、镇吐及降压的作用。

4.非巴比妥类静脉麻醉药

（1）氯胺酮：对于哮喘和轻度低血容量的产妇具有优势，但高血压及严重血容量不足的患者禁用。1.0～1.5mg/kg静脉注射，剂量过高则可能产生精神症状以及子宫张力的增加，也会对新生儿产生呼吸抑制。

（2）丙泊酚：可透过胎盘，用于剖宫产时，并未发现引起新生儿长时间抑制的报道，但不推荐大剂量使用（＞2.5mg/kg）。

（3）依托咪酯：适用于血流动力学不稳定的产妇，静脉注射0.2～0.3mg/kg用于麻醉诱导。

5.肌松药

临床剂量的去极化肌松药及非去极化肌松药均可安全应用于产科麻醉，建议使用起效快的肌松药用于剖宫产术全身麻醉的诱导。

（1）琥珀胆碱用于全身麻醉诱导的推荐剂量为1.0～1.5mg/kg。

（2）罗库溴铵用于全身麻醉诱导的推荐剂量为0.6～1.0mg/kg。需要注意的是，所有肌松药物剂量的计算均应按照标准体重而非实际体重。

6.吸入麻醉药

（1）氧化亚氮：麻醉效果弱，需复合使用其他吸入麻醉药物，对母婴无不良影响。

（2）吸入麻醉药需控制在1个MAC以下。

（三）麻醉方法的选择及具体操作流程

1.椎管内麻醉

首选麻醉方法。

（1）硬膜外麻醉：对产妇循环影响小、对新生儿的评分最好。但麻醉起效时间长，存在阻滞不完善的情况，故不适用于需要紧急手术的患者。穿刺点选择L_1～L_2或L_2～L_3间隙，头侧置管3～5cm。常用的药物有1.5%～2%利多卡因、0.5%丁哌卡因或0.75%罗哌卡因，麻醉平面至少达到T_6。

（2）蛛网膜下腔麻醉：起效迅速、阻滞完全，效果满意，但对产妇循环影响较大，且作用时间有限。穿刺点选择L_2～L_3或L_3～L_4间隙，穿刺前给予适当扩容，备好血管活性药物，常用药物为0.5%罗哌卡因或0.5%丁哌卡因。

（3）联合蛛网膜下腔与硬膜外麻醉：起效迅速、阻滞完善，且能延长麻醉时间，同样需要重视对产妇循环的影响。

2.全身麻醉

适用于椎管麻醉或区域阻滞麻醉禁忌证、术中须抢救和需要确保气道安全的剖宫产患者。具体实施及管理流程如下。

（1）评估病史及气道情况。

（2）建立有效静脉通路。

（3）行常规监测并做好困难气道的准备。

（4）诱导前给予预充氧处理。

（5）手术医生具备切皮条件后开始进行麻醉诱导，除外预料到的困难气道均可选择快速序贯诱导方式，完成诱导后可立即开始手术。

（6）快速序贯诱导可使用静脉注射丙泊酚1.5～2.5mg/kg及1.0～1.5mg/kg琥珀胆碱或0.6～1.0mg/kg罗库溴铵。如血流动力学不稳定的患者可选择静脉注射0.2～0.3mg/kg依托咪酯或1.0～1.5mg/kg氯胺酮。接受硫酸镁治疗的产妇适当减量肌松药。

（7）麻醉维持可采用全凭吸入或静吸复合方式。

（8）胎儿断脐后适当追加阿片类镇痛药，降低吸入药浓度以免影响子宫收缩。

（四）高危产妇的麻醉

1.前置胎盘、胎盘早剥、凶险性前置胎盘、胎盘植入产妇的麻醉

（1）麻醉方法的选择：若母体及胎儿情况尚可，预计出血量较少，可选择椎管内麻醉，准备全身麻醉；若母体及胎儿情况尚可，但预计出血量大，可在胎儿娩出断脐后视出血情况改气管插管全身麻醉；若胎儿情况较差，要求尽快手术，则应选择全身麻醉；母体有活动性出血、低血容量休克、明确凝血功能障碍或DIC，应选择全身麻醉。

（2）预计出血量大及已出现低血容量等情况的产妇应以16G套管针开放两条以上静脉及实施中心静脉置管，同时进行动脉置管行直接动脉压力监测。有条件的医院还可进行无创或有创心排量监测指导液体治疗。在大量出血及输血后常规进行凝血功能的检查。

（3）积极防治DIC：胎盘早剥易诱发DIC。对怀疑有DIC倾向的患者可预防性给予小剂量肝素，并输入红细胞、血小板、新鲜冰冻血浆以及冷沉淀等。

（4）有条件的医院可以在术前采用预防性子宫动脉球囊导管阻断术，以减少术中出血。另外也可考虑采用回收式自体血回输。

2.合并妊高征产妇的麻醉

（1）妊高征可分为妊娠期高血压、子痫前期、子痫、慢性高血压伴子痫前期及慢性高血压。

（2）重度妊高征患者易并发急性左心衰、脑血管意外、胎盘早剥等严重并发症，部分患者需行剖宫产终止妊娠，围术期危险性极大，应注意维持循环稳定，减少心脏负担。

（3）麻醉方法的选择：根据产妇相关器官受累情况而定，综合考虑妊高征病理生理改变及母婴安全。对无凝血障碍、无DIC、无休克及未昏迷的产妇首选椎管内麻醉；反之，对休克、DIC、昏迷、抽搐、凝血障碍的产妇选择全身麻醉。

（4）麻醉管理：了解针对妊高征的治疗情况，做好相应的术前评估。围术期加强监测，包括常规监测及直接动脉压、中心静脉压、尿量、血气分析监测等。麻醉实施力求平稳，充分减轻应激刺激。术中维持血压在合理水平，对未并发器官功能损伤的产妇收缩压维持在130～155mmHg，舒张压维持在80～105mmHg为宜；对并发器官功能损伤的产妇收缩压维持在130～139mmHg，舒张压维持在80～89mmHg为宜，且目标血压不应低于130/80mmHg。多数患者在术前均应用过硫酸镁，应警惕高血镁浓度过高引起的呼吸抑制甚至心搏骤停。

（5）妊高征患者胎儿血供较正常胎儿少，故存在发育滞后的情况，尤其对于早产的新生儿要做好抢救的准备。

（6）HELLP综合征是妊高征产妇一种十分严重的并发症，主要是在妊高征的基础上并发以肝酶与溶血的升高以及血小板减少为主的临床综合征。

3.羊水栓塞

（1）羊水经子宫开放的血窦进入母体循环，阻塞肺小血管，进而引起过敏反应和凝血机制异常，其病理生理学特点是过敏性休克、急性呼吸循环衰竭及DIC。临床表现为突然出现的呼吸困难、发绀、与出血量严重不符的低血压、低氧血症、昏迷、休克及DIC等。多数病例在发病时首先出现寒战、烦躁、气急、发绀、呕吐等前驱症状。

（2）发生率低（约1/8000～1/8000），但死亡率高（80%），约占孕产妇死亡病例的10%。70%的AFE发生在第一、二产程中，11%发生在阴道分娩中，19%发生在剖宫产手术进行的过程中。

（3）诊断：主要根据典型的临床表现迅速做出初步诊断并立即展开抢救。在抢救的同时进行必要的辅助检查（包括胸部X线检查及DIC全套等），但不能因等待检查结果而失去抢救时机。对于产前、产时或产后短时间内突发急性循环呼吸障碍表现时，一定要在鉴别诊断中考虑到AFE的可能。AFE的临床表现存在很大的异质性，特征性的表现为产时突发的低氧血症、低血压、继发性凝血功能障碍三联征，但是在临床中发生的AFE有相当一部分起病时机或临床表现并不是如此典型。

（4）抢救措施：给予大剂量糖皮质激素对抗过敏性休克；立即控制呼吸，充分给氧；应用前列地尔（又称前列腺素E_1）、氨茶碱、罂粟碱、酚妥拉明等缓解肺动脉高压；扩张血容量、纠正酸中毒，适当应用血管活性物质；防治DIC，尽早使用小剂量肝素25～50mg，并在使用肝素的基础上补充红细胞、纤维蛋白原、血小板及新鲜冰冻血浆等。

（5）预防心力衰竭：使用西地兰强心，并适当使用利尿剂。

（6）产科及其他支持对症治疗。

三、孕期非产科手术的麻醉管理

0.75%～2%的孕妇于妊娠期需要接受非产科手术。手术时机尽量选择在孕中期，孕早期有流产及致畸风险，孕晚期有早产风险。当孕妇病情紧急危重时，应首先考虑保护孕妇的生命安全，其次考虑手术麻醉给胎儿带来的风险。

（一）手术类型

1.与妊娠直接相关
宫颈环扎术等。
2.与妊娠间接相关
卵巢囊肿剥除术等。
3.与妊娠不相关
阑尾切除等。

（二）麻醉需要考虑的问题

（1）孕期生理改变对麻醉的影响。

（2）围术期药物是否有致畸作用（见表2-1）。

①现阶段使用的麻醉药物均未被证实有人类胎儿致畸作用。

②器官形成期（约为受孕后15～70天）应尽量避免药物暴露。

③其他因素可能本身致畸或加强其他药物致畸作用。

④缺氧、高碳酸血症、应激反应及电离辐射。

表2-1　围术期常用药物妊娠用药分级（FDA）

药名	分级	药名	分级
七氟烷	B	右美托咪啶	C
丙泊酚	B	曲马多	C
氟哌利多	C	恩丹西酮	B
新斯的明	C	雷莫司琼	C
阿托品	C	格拉司琼	C
羟乙基淀粉	C	艾司洛尔	C
琥珀胆碱	C	拉贝洛尔	A
罗库溴铵	C	苯二氮䓬类	D
顺式阿曲库铵	B	尼卡地平	C
瑞芬太尼	A	硝酸甘油	C
舒芬太尼	C	甲泼尼龙	C
布托啡诺	C	氢化可的松	D
对乙酰氨基酚	A	地塞米松	D不确定

A级：对胎儿无任何危险，已得到完整的人体研究证实。

B级：无明显证据显示有危险，已证明对动物有危险但对人类无危险或对动物无危险但对人类实验数据不足。

C级：不排除有潜在危险，人体实验数据不足，动物实验发现有不良影响或未确定。

D级：有证据显示其危险性，已证明对人类有潜在风险。

X级：严禁使用，对动物与人类都有致命影响。

（3）围术期是否会发生胎儿宫内窘迫

①子宫血流＝（子宫动脉压－子宫静脉压）/子宫血管阻力。子宫动脉压受母体血压及心排血量影响，子宫血管阻力受应激反应、缩血管药物及子宫收缩影响。

②胎儿氧合受到孕妇血氧分压及胎盘灌注的影响。胎儿血红蛋白浓度高且对氧的亲和力强，可耐受母体PaO_2短暂轻到中度的降低。母体严重低氧会导致胎儿缺氧死亡。

（4）预防早产：孕期非产科手术对胎儿最大的风险是流产和早产，故围术期应降低子宫张力。围术期降低子宫张力的方法有使用吸入性麻醉药、硫酸镁剂及β、受体激动剂，后者作用有限，且存在潜在风险，常规预防性使用仍有争议。

（三）围术期管理要点

（1）手术时机尽可能选择孕中期。

（2）麻醉方法尽可能选择区域阻滞，孕妇对局部麻醉药的需求量减少。

（3）孕20周后保持子宫左倾，减少对下腔静脉的压迫。

（4）围术期监测：氧合、二氧化碳分压、血压及血糖、胎心及宫缩监测等。

（5）全身麻醉推荐使用中等浓度吸入麻醉药（不超过2个MAC），避免过度通气，尽量不使用胆碱酯酶抑制剂。

（6）术中低血压推荐使用去氧肾上腺素处理，麻黄碱会加重胎儿的酸中毒。

（7）对于接受硫酸镁治疗的患者，由于镁离子抑制钙离子的内流可引起剂量依赖性血压和心率降低，推荐使用去氧肾上腺素纠正低血压。由于麻黄碱可加重胎儿的酸中毒，不建议使用。同时，镁剂减少神经肌肉接头前膜乙酰胆碱的释放，增强和延长非去极化肌松药的作用。

（8）术中注意体温保护，孕妇低体温会导致胎心减慢。

（9）围术期需要良好的镇痛，以减少应激反应。

（10）孕妇血液高凝，注意围术期血栓预防。

第三节　胸外科手术的麻醉

一、胸腔开放及侧卧体位对呼吸循环的影响

胸腔开放导致胸膜腔负压消失，单肺通气及侧卧位改变通气/血流比（V/Q比），这些情况可导致机体发生以下病理改变。

（一）缺氧性肺血管收缩（Hypoxic Pulmonary Vasoconstriction，HPV）

肺血管对缺氧的反应与体循环相反。

1.定义

肺循环对缺氧的代偿反应：当肺泡气氧分压低于60mmHg时，肺血管发生快速、可逆的收缩反应，从而纠正肺内V/Q比的失衡。简而言之，就是机体减少对通气不良或是没有通气的肺泡供血，以维持适宜的V/Q比。

2.机制

肺泡缺氧时各离子通道对肺动脉平滑肌的直接作用。缺氧直接导致肺血管平滑肌收缩性增强，而神经体液因素作用于肺血管引起间接的收缩反应。

3.影响HPV的因素

（1）肺泡气氧分压是影响HPV的最主要因素。只要PaO_2下降，HPV就立即发生。混合静脉血氧分压过高或过低均抑制HPV，肺动脉压力过高或过低均抑制HPV。

（2）低碳酸血症对局部HPV有直接抑制作用；代谢性或呼吸性碱中毒均抑制HPV，甚至使之逆转；代谢性或呼吸性酸中毒则增强HPV。

（3）低温、肺部感染、肺不张均减弱HPV。

（4）血管舒张药使肺血管阻力和肺动脉压下降，可抑制HPV。

（5）吸入性麻醉药对HPV的抑制程度与浓度成正比，相同MAC的吸入性麻

醉药对HPV抑制的强弱顺序为氟烷＞安氟烷＞异氟烷＝七氟烷＝地氟烷；N_2O有较小但比较持续的HPV抑制作用。

（6）大多数非吸入性麻醉药和麻醉辅助药对HPV没有影响，但戊巴比妥可抑制HPV，阿芬太尼也抑制HPV，并与剂量相关；α_2受体激动剂可增强HPV。

（二）反常呼吸（paradoxical respiration）

剖胸侧肺的膨胀与回缩动作与正常呼吸时完全相反。往返于两肺之间不能与大气进行交换的气体称为"摆动气"。

（三）纵隔摆动（mediastinal flutter）

吸气时，健侧肺的负压增大，纵隔向健侧移位；呼气时，健侧肺内压为正压，胸膜腔内压的负压减小，纵隔又被推向开胸侧，如此左右摆动称之为纵隔摆动。纵隔摆动影响血液回流，可造成严重的循环功能紊乱。

（四）胸腔开放对循环的影响

1.主要表现
心排血量降低及心律失常。
2.心排血量降低的原因
（1）患侧胸膜腔负压消失一定程度上减少了腔静脉的回心血量。
（2）患侧肺的萎陷使该侧肺血管的阻力增加，从而减少了流向左心房的肺静脉血量。
（3）纵隔摆动使上下腔静脉扭曲，静脉回流受阻，造成回心血量减少。
3.心律失常的原因
（1）心排血量减少，血压下降影响心肌血供。
（2）呼吸紊乱导致低氧血症和二氧化碳蓄积。
（3）手术操作对心脏或大血管的直接刺激、压迫及牵拉等。

（五）侧卧位对生理的影响

胸外科手术多数采取侧卧体位。
（1）侧卧位会导致双肺通气及血流的重新分布。清醒状态下，功能残气量

（FRC）下降，V/Q比基本正常；全身麻醉下，FRC进一步下降，健侧肺V/Q比下降，患侧肺V/Q比升高。

（2）侧卧位会降低心排血量。

二、单肺通气（One-Lung Ventilation，OLV）

单肺通气是指通过支气管插管技术只利用一侧肺脏进行通气的方法。

（一）目的

（1）防止患侧与健侧肺相通。
（2）保证术中健侧肺的通气。
（3）扩大手术视野及操作空间。

（二）适应证

（1）双肺隔离作用，防止患侧肺部的分泌物、感染源、血液或肿物由于重力作用进入健侧肺脏。多用于肺脓肿、支气管扩张引起的"湿肺"、支气管内出血的患者。

（2）双肺独立通气，肺通气分布不正常的患者（支气管胸膜瘘、支气管破裂、单侧肺大疱或双肺顺应性不同等），单肺通气以控制通气分布。

（3）支气管肺泡灌洗，肺泡蛋白沉积症可通过支气管肺泡灌洗来进行治疗，每次肺泡灌注都需要保护另一侧肺脏。

（4）外科手术治疗，需术侧肺萎陷，肺部、纵隔、食道以及其他外科手术涉及胸腔内操作均需要使用单肺通气以提供手术术野。

（三）禁忌证

（1）大气道阻塞。
（2）困难气道。
（3）颈椎不稳定或限制活动。

（四）实现单肺通气的方法

（1）双腔管法：双腔气管插管是大多数胸科手术病人首选的肺分隔技术。

适应证包括：

①大咯血、肺脓肿、支气管扩张痰量过多或肺大疱有明显液面的湿肺病人，可避免大量血液、脓汁或分泌物淹没或污染健侧肺。

②支气管胸膜瘘、气管食管瘘。

③拟行肺叶或全肺切除术的病人。

④外伤性支气管断裂及气管或支气管成形术时，可防止患侧漏气。

⑤食管肿瘤切除或食管裂孔疝修补。

⑥分侧肺功能试验或单肺灌洗治疗。

⑦胸主动脉瘤切除术。

⑧主动脉缩窄修复术。

⑨动脉导管未闭关闭术等。

（2）支气管封堵法：支气管封堵导管是一项单肺通气的新技术，它是利用气囊阻塞手术侧支气管来实现单肺通气。其插管的难易程度等同于一般单腔气管插管，尤其适用于插管困难等情况下但需单肺通气的患者。

①常规胸外科手术使用封堵器。

②困难气道患者可考虑使用单腔管+封堵器实现单肺通气。

③基础肺功能差的患者单肺通气无法保证氧供，但术中要求一定程度的肺萎陷可选择肺叶封堵。

（3）单腔支气管导管或Univent管。

三、单肺通气的麻醉管理要点

（一）准确的术前评估、合理的术前用药纠正可逆因素、提高氧供储备

（1）停止吸烟（4周以上效果较好）。

（2）控制气道感染，尽量减少痰量。

（3）保持气道通畅，防治支气管痉挛。

（4）锻炼呼吸功能。

（5）低浓度氧吸入。

（6）对并存的心血管方面情况的处理。

（二）保护性肺通气策略

机械通气相关性肺损伤（VILI）有很多危险因素，其中单肺通气也是重要因素之一，而胸外科手术必不可少会使用单肺通气技术。研究表明，肺保护性通气策略用于单肺通气时能减少肺内炎性因子，改善氧合，缩短术后机械通气时间。

目前，多数的研究表明，胸外科手术传统的高潮气量通气是有害的，单肺通气应用小潮气量联合中等水平的呼气末正压（PEEP）可能改善患者预后，但仍需要更多的更有说服力的证据来证实这个观点。

（三）低氧血症的处理

（1）停止使用N_2O。

（2）借助纤维支气管镜确认导管的位置：避免由于导管位置过深导致有效通气肺单位不足，继而出现低氧血症。

（3）提高吸入氧浓度，甚至吸入纯氧以提高通气侧肺动脉血氧分压，使肺血管扩张，通气侧血流增加，不仅降低通气/血流比值失调，还有利于更多地接受非通气侧因HPV而分流的血液。

（4）充分肌松，使肺和胸壁的顺应性增大，防止通气侧肺的肺内压、气道压升高而减少血流。

（5）对通气侧肺采用最佳PEEP：有效的PEEP可以使萎陷的肺泡重新开放，防止肺不张并改善氧合。

（6）术侧肺行持续气道正压（CPAP）：对无通气侧肺应用2～5cmH_2O的CPAP可使无通气侧肺部分流量得到氧合，但胸腔镜手术不适宜使用该方法。

（7）通气侧肺行高频通气：高频通气可改善低氧血症且对手术操作影响不大。

（8）维持合适的心排血量：考虑使用血管活性药物及液体治疗，保持或恢复循环血量及心排血量。

（9）进行全肺切除时，尽早钳夹患侧肺动脉，减少分流。

（10）对于有慢性阻塞性肺通气功能障碍的患者，一旦出现严重的低氧血症，应警惕通气侧气胸的可能，发生此种并发症需要立即停止手术，处理气胸。

（四）术侧肺部萎陷不良的处理

1.术侧肺仍有通气

重新检查并调整导管的位置。

2.术侧肺萎陷不良

（1）患者因素：伴有哮喘或肺气肿的患者其肺萎陷需要5～15min；另外也可能是支气管内有阻塞性病变而阻碍了肺快速萎陷，只有肺泡内气体吸收后才能萎陷；肺部炎症导致肺与胸壁粘连，肺部分萎陷或完全不能萎陷。

（2）导管因素：导管插入过浅，支气管套囊横跨于隆突上而阻塞了非通气侧肺支气管开口而影响肺萎陷；支气管套囊过度充气也可能压迫非通气侧肺支气管；可借助纤维支气管镜在直视下确定套囊位置和充盈程度。

（五）胸外科手术麻醉的基本要求

（1）消除或减轻纵隔摆动与反常呼吸：纵隔摆动与反常呼吸严重干扰呼吸和循环功能。应保持适宜的麻醉深度，避免患者术中出现自主呼吸。

（2）避免肺内物质的扩散：凡能吸除的物质必须吸除干净，不能吸除者则利用体位或分离、堵塞等办法使其不致扩散。双肺吸引应保持隔离原则，左、右侧分别使用各自的吸痰管。

（3）保持PaO_2和$PaCO_2$于基本正常水平。

（4）减轻循环障碍：采用限制性输液或目标导向液体治疗，并选择适当的血管活性药物。

（5）保持体温：开胸手术的体温丧失较开腹手术更为明显，更应进行主动的体温保护。

四、特殊胸外科手术的麻醉

（一）肺大疱破裂

肺大疱为肺泡组织受到破坏，肺内形成充满气体的薄壁空腔。巨大型肺大疱易破裂，导致自发性、张力性气胸，造成严重呼吸困难。临床上可采取保守治疗或手术治疗，但因保守治疗复发率较高（可达29%～40%），故反复出现气胸的肺大疱患者多被建议选择在呼吸功能较佳时行肺大疱切除术。然而由于肺大疱肺部结构与通气功能往往都已处于严重受损状态及手术时单肺通气对呼吸和循环系统的干扰较大，特别是合并张力性气胸时对麻醉要求更高。

1.肺大疱破裂患者的临床表现

肺大疱患者因持重物、屏气、剧烈体力活动导致肺大疱破裂，气体进入胸膜腔，造成积气状态，形成气胸。多表现为胸痛、咳嗽、呼吸困难等，迁延不愈者还可并发感染。

（1）闭合性（单纯性）气胸：肺脏的裂口较小，随肺萎陷而关闭，气体不再继续进入胸膜腔。

（2）血气胸：肺大疱破裂累及血管，形成血气胸。

（3）张力性（高压性）气胸：破裂口呈单向活瓣，每次呼吸运动均有气体进入胸腔而不能排出，此类型患者迅速出现严重胸闷、发绀、皮下气肿及呼吸循环衰竭。

2.肺大疱患者的术前评估

（1）稳定型：呼吸频率<24次/分，心率在60～120次/分，血压正常，呼吸空气时SPO_2>90%，说话成句。

（2）不稳定型：症状与稳定型不符者。

（3）复习影像学资料，评估气胸严重程度。

3.肺大疱患者的麻醉管理要点

（1）术前应加强抗感染治疗，改善患者心肺功能，最好对患侧进行胸腔闭式引流。

（2）对可疑张力性气胸者必须于术前进行胸腔闭式引流，再行全身麻醉诱导。

（3）在开放胸腔之前，均应设定小潮气量，增加通气频率即可，以保证良好气道压力，避免张力性气胸。

（4）由于N_2O具有扩大闭合空腔容量的作用，故肺大疱手术患者不宜使用N_2O。

（5）双侧肺大疱的患者应先对肺大疱比较严重且肺功能较差的一侧实施手术。

4.复张性肺水肿（reexpasion pulmonary edema，RPE）

（1）概念：继发于各种原因所致的肺萎陷在肺迅速复张后所发生的肺水

肿。肺水肿是因肺血管外液体呈过度增多甚至渗入肺泡，则转变为病理状态。常多见于气、液胸患者经大量排气排液之后、巨大腹部肿瘤术后、胸内巨大肿瘤以及肺大疱切除术后。

（2）临床表现：呼吸困难、发绀、咳嗽、咳白色或血性泡沫痰，双肺听诊可闻及散在的湿啰音。

（3）发病率及病死率：肺萎陷3天后RPE的发病率为17%，7～8天后为85%，复张性肺水肿病死率为20%。所以肺大疱破裂较长时间的患者尤其需要注意复张性肺水肿的发生。

（4）预防措施：对于大量胸腔积液/气的患者一次胸穿抽液/气不应超过1500mL，肺萎陷7天以上者一次抽液/气的量不应超过1000mL；手术中避免肺萎陷时间过长，应在不影响手术操作的情况下定期行手法肺复张；避免液体过负荷，可进行中心静脉压力监测；术中避免强力牵拉及揉搓肺脏；膨胀患侧肺脏时应缓慢、逐渐地进行，这也是预防复张性肺水肿最重要的环节。

（5）治疗：处理原则为保证患者氧合，维持血流动力学稳定。对于有轻度低氧血症者，给予高浓度吸氧（4～6L/min），适量静注地塞米松0.25～0.5mg/kg；对于严重低氧血症伴大量泡沫样痰患者，需气管插管行PEEP，同时控制补液量并维持酸碱平衡。通常PRE的预后良好，其症状常于治疗后数小时至数天内消失，不留后遗症状。

（二）重症肌无力患者胸腺手术的麻醉

重症肌无力（myasthenia gravis，MG）是一种主要累及神经肌肉接头突触后膜上乙酰胆碱受体的自身免疫性疾病。主要临床表现为骨骼肌无力和易疲劳感，并呈现"晨轻暮重"、重复活动后加重、休息后减轻的特征。在MG患者中，5%～18%合并胸腺肿瘤，70%～80%合并胸腺增生。目前，胸腺切除是治疗MG的常用方法，有效率可达40%～90%。

1.术前评估

（1）了解病史：掌握患者发病时间，诊疗经过、用药情况及是否发生过肌无力危象。

（2）了解肌力受累情况（见表2-2）。

（3）判断病情严重程度（见表2-3），可参考Ossermann分级：Ossermann分级中Ⅲ级至Ⅴ级的患者属于高危患者。

（4）复习影像学检查：胸腺瘤的大小、位置及是否压迫气管。

（5）进行血气分析及肺功能检查，术前肺活量<2.9L提示患者高危。

表2-2　重症肌无力患者受累肌群及临床症状

受累肌肉类型	临床症状
眼外肌	上睑下垂、斜视、复视、眼球运动受限
咀嚼肌	连续咀嚼困难，进食经常中断
延髓支配肌	饮水呛咳、吞咽困难
颈肌	转颈及抬头困难
四肢肌	上肢重于下肢，近端重于远端
呼吸肌	咳嗽无力、呼吸困难

表2-3　重症肌无力病情严重程度分级

分级	症状
Ⅰ级（眼肌型）	仅累及眼外肌，只有眼肌的症状和体征
ⅡA级（轻度全身型）	进展缓慢，常累及眼肌，逐渐影响骨骼肌和延髓肌。有轻度肌无力，无呼吸困难，抗胆碱酯酶药物反应好，病死率低，预后良好
ⅡB级（中度全身型）	有明显的眼睑下垂、复视、构音和吞咽困难及颈肌、四肢肌无力，抗胆碱酯酶药物常不敏感，易发生肌无力危象，死亡率较高
Ⅲ级（重度激进型）	为急性暴发性肌无力和/或呼吸功能不全，特点是起病急、进展快，多于起病数周或数月内出现延髓性麻痹、呼吸麻痹。胸腺瘤发生率最高。活动受限，抗胆碱酯酶药物治疗疗效差，死亡率高
Ⅳ级（迟发重症型）	由Ⅰ、Ⅱ级发展而来的晚期重症肌无力多在2年内由Ⅰ级、ⅡA级、ⅡB级发展到延髓性麻痹、呼吸麻痹，抗胆碱酯酶药物反应差
Ⅴ级（肌萎缩型）	起病半年后，出现肌萎缩，罕见

2.术前准备

（1）完善术前检查。

（2）倾向继续使用抗胆碱酯酶药物至手术当日晨。但继续服用抗胆碱酯酶药物可抑制血浆胆碱酯酶活性，影响酯类局部麻醉药及某些肌松药的降解，同时增加了MG患者对非去极化肌松药的耐量。

（3）支持性治疗：充分休息、保证营养。

（4）术前用药：以小剂量镇静不抑制呼吸为原则，需持谨慎态度。

3.麻醉方法

全身麻醉或全身麻醉复合硬膜外麻醉。

（1）取胸骨正中切口者，可选择单腔气管插管。

（2）取胸腔镜或一侧胸腔入路时，需选择双腔支气管插管。

4.麻醉管理要点

（1）由于MG患者的病变部位位于神经-肌肉接头，故对于肌松药的使用需格外谨慎。去极化肌松药不能有效地使肌细胞去极化，故呈现"拮抗"作用，MG患者琥珀胆碱的ED50及ED95分别是正常人的2～3倍，而且重复使用琥珀胆碱后很快出现Ⅱ相阻滞，阻滞程度和时间明显延长，故MG的患者不推荐使用去极化肌松药。

（2）非去极化肌松药的用量一般为常规剂量的1/5～1/20，且术中不宜追加肌松药。

（3）可使用肌松监测指导术中用药及术后肌松残余判断。

（4）MG患者术后呼吸系统并发症发生率远较一般患者高，呼吸衰竭多发生于术后24h内。术后应严格掌握气管导管拔除指征，对于高危患者应考虑继续进行机械通气支持。对于高危患者的判定可参考Leventhal评分（见表2-4），评分≥10分为高危患者。

表2-4　重症肌无力高危患者病情判定

高危因素	评分（分）
病程>6年	12
合并慢性呼吸系统疾病	10
术前48h溴比斯的明用量>750mg/d	8
术前肺活量<2.9L	4

5.术后镇痛

应避免加重对呼吸功能的损害。

（1）MG患者对静脉麻醉性镇痛药的呼吸抑制作用敏感，应尽量少用。

（2）硬膜外应用低浓度局部麻醉药对呼吸抑制作用小，并能够提供良好的镇痛，是否合用小剂量阿片类药物应根据患者具体病情酌情使用。

6.MG患者的3种危象

（1）肌无力危象：临床最常见，常因抗胆碱酯酶药量不足引起或为疾病进展的表现，注射滕喜龙症状减轻可证实。

（2）胆碱能危象：为抗胆碱酯酶药物过量导致运动终板膜电位长期去极化，阻断神经肌肉兴奋性传导所致。滕喜龙试验可使症状加重或无变化，阿托品0.5mg静注可改善症状。

（3）反拗性危象：抗胆碱酯酶药物不敏感所致。主要见于严重全身型患者，多因胸腺切除后感染、电解质紊乱或其他不明原因引起，药物剂量未变但突然失效。3种危象中发生率最低。

（4）肌无力危象的处理：保证气道通畅并充分给氧，尽快气管插管及辅助呼吸，如气管插管时间过长，需行气管切开；在保证生命安全的前提下，正确鉴别危象的类型并给予正确的治疗。

（三）肺癌患者的麻醉

胸外科手术常见的患者为肺肿瘤患者，特别是肺癌患者。常见的术式包括肺叶局部切除、肺段切除、肺叶切除、联合肺叶切除及全肺切除。

1.术前评估

（1）肺功能评估：对肺切除手术术后呼吸系统危险性的评估可参考表2-5。预测开胸手术后并发症（见表2-6）最有意义的单项指标是术后预计$FEV_1\%$（$ppoFEV_1\%$）。肺功能检查需要患者的配合，部分检查结果可能与患者实际情况有差距。所以不能仅依靠肺功能检查，还应结合患者实际生活中心肺功能的评估及简易呼吸功能检测等方法进行综合判断。

（2）术前动脉血气的结果同样重要，应注意患者是否存在呼衰，以帮助判断患者能否代偿肺叶切除术。

（3）复习影像学资料，评估肿瘤位置、大小及与周围脏器的关系，了解是否有气管狭窄和偏移。

（4）大多数肺癌患者本身有长期的吸烟史，因此具备心血管疾病的高危因素。肺叶切除术后，患者会出现程度不等的右心功能障碍，与手术切除减少的肺血管床的量呈正相关。术后心律失常，尤其是房颤的发病率很高，故术前心功能的详细评估十分必要。可于术前采用登楼试验进行心肺功能的评估：患者按自身的步幅行进，但不能停顿，能登三层以上的楼梯者术后并发症发生率及病死率显著降低；而登楼不足两层者则被认为是一个高危因素（通常定义约20个阶梯为一层，每个阶梯高约15cm）。

表2-5 肺切除手术术后呼吸系统危险性评估

项目	安全	危险	非常危险
FEV_1（L）	>1.5	1.0～1.5	<1.0
FEV_1%	>50%	40%～50%	<40%
MVV%	>50%	35%～50%	35%
FEV_1ppo（L）	>1.0	0.8～1.0	<0.8

续表

项目	安全	危险	非常危险
DLCO%	>60%	50%～60%	<50%
PaO_2（mmHg）	>60	50～60	<50
$PaCO_2$（mmHg）	<40	40～45	>45

表2-6 开胸术后呼吸功能预测

ppoFEV_1%	术后呼吸功能预判
>40%	术后呼吸系统并发症少，术后患者可于手术室拔管
30%～40%	多发生严重的呼吸系统并发症，可否于手术室拔管取决于患者伴随情况。若患者术后硬膜外镇痛良好、心肺功能及肺实质功能良好可考虑早期拔管，否则术后应机械通气支持
<30%	100%的患者术后需要机械通气支持

2.术前准备

（1）合并COPD的患者术前应进行积极的治疗，包括药物治疗和胸部体疗。体疗的方法包括咳嗽、深呼吸、增加无效腔锻炼、锻炼腹式呼吸、激励式肺量仪锻炼等，主要目的是锻炼用力呼吸。

（2）戒烟：术前戒烟8周以上才会降低术后呼吸系统并发症的发病率。

（四）麻醉管理要点

（1）术中应维持适宜的麻醉深度及充分的肌松，以最大程度避免支气管痉挛、反常呼吸及纵隔摆动的发生。

（2）液体管理：目前大多学者认为，开胸的患者术中不会存在"第三间隙"损失，术中不需要补充这部分的损失量，主张使用限制性输液以改善肺组织的氧合。

（3）由于胸科患者常合并心脏基础疾病，因此术中用药及管理应权衡心肌的氧供和氧耗的关系，维持平稳的血流动力学。

（4）术中间断膨肺

①断支气管前，需配合外科医生进行手动膨肺，以确认残余的肺组织通气不会受到影响，膨肺的压力不宜超过20cmH$_2$O。

②关胸前检查是否存在明显的漏气，此时配合术者手动膨肺，膨肺的压力不应超过25cmH$_2$O。

③胸腔关闭后，应在患者自主呼吸恢复前、连接负压引流瓶后，予以充分的手动膨肺，膨肺的压力不应超过30cmH$_2$O促进肺复张。

（5）术中监测：心电图、无创血压、脉搏氧饱和度、体温、呼吸末二氧化碳。可根据患者情况及术式选择进行有创血压、中心静脉压及心排量监测。

（6）术后患者肌松药物代谢完全后，充分吸净气道分泌物后，拔除气管导管。

（7）术后镇痛应完善：良好的术后镇痛可减少患者在深呼吸及咳嗽咳痰时的疼痛，减少肺部并发症的发生率。

第四节　肾上腺肿物切除手术的麻醉

一、肾上腺解剖

肾上腺位于左右肾上极的内上方，左侧为半月形，右侧为三角形，外层为皮质，占全腺体质量的90%，中央髓质占10%。而皮质又分为三层：

（1）外层为球状带，主要分泌以醛固酮和去氧皮质酮为代表的盐类皮质激素。临床常见需手术治疗的疾病为原发性醛固酮增多症，主要表现为血钠增高，血钾降低，低钾性碱中毒，高血压，肌无力、周期性四肢麻痹或抽搐。

（2）中间为束状带，合成及分泌以皮质醇、氢化可的松及少量可的松为代表的糖类皮质激素，如果糖皮质激素分泌过多，就会产生皮质醇增多症（又称为库欣综合征Cushing syndrome）。

（3）内层为网状带，合成及分泌以脱氢异雄甾酮及雄烷二酮为代表的性激素，如果性皮质激素分泌过多，就会产生男性化或女性化。

（4）肾上腺髓质是由交感神经节细胞和嗜铬细胞组成。嗜铬细胞瘤分泌儿茶酚胺类化合物，主要有肾上腺素（epinephrine，E，约占80%）、去甲肾上腺素（norepinephrine，NE，约占18%）及多巴胺（Dopamine，约占2%）。

二、嗜铬细胞瘤切除术的麻醉

嗜铬细胞瘤是一种起源于肾上腺髓质、能够产生儿茶酚胺的嗜铬细胞的肿瘤，在所有分泌儿茶酚胺的肿瘤中占85%～90%，在高血压患者中的发生率为0.2%～0.6%。5%～10%的嗜铬细胞瘤是多发性的，约10%是恶性的，10%～20%是家族性，约10%发生于儿童。大多数嗜铬细胞瘤可分泌儿茶酚胺类物质，导致一系列相关的临床症状。

典型的临床三联征为发作性头痛（70%～90%）、大汗（55%～75%）及心悸（50%～70%），85%以上的患者伴有持续性或阵发性高血压及其他一系列代谢紊乱综合征。由于大多数患者临床症状不典型，故鉴别诊断包括内分泌、心血管、神经精神等各个系统的疾病。

目前手术切除肿瘤是治疗嗜铬细胞瘤的一线方案，但嗜铬细胞瘤患者易出现围术期动力学不稳定，甚至发生高血压危象、恶性心律失常、多器官功能衰竭等致死性并发症，故麻醉风险较高。因此，多学科协作、科学合理的围术期管理是降低围术期死亡率、降低并发症、改善临床预后的重要保障，也是加速康复外科策略的要求。

（一）术前准备与管理

1.实验室检查

（1）常规检查：血细胞比容和红细胞沉降速率有助于评估血液浓缩情况，

反映血管内容量；血糖和糖耐量检测可反映糖代谢情况。

（2）儿茶酚胺相关检查：首选24h尿甲氧基肾上腺素类物质（metanephrines，MNs）或血浆游离MNs测定，MNs为儿茶酚胺在肿瘤中的代谢产物；其次为血、尿儿茶酚胺测定，其相关检查有助于明确肿瘤分泌儿茶酚胺的类型，对后续儿茶酚胺补充治疗有重要指导意义。

2.影像学检查

（1）胸腹腔和盆腔CT或MRI有助于评估肿瘤大小、是否浸润及其与周围结构的关系。

（2）^{123}碘–间碘苄胍显像可用于评估恶性可能性大的肿瘤，并有助于发现肾上腺外、多发或复发的肿瘤。

（3）18–氟脱氧葡萄糖正电子发射计算机断层扫描有助于发现转移性肿瘤。

（4）生长抑素受体显像可作为转移灶的筛查。

3.特殊检查

（1）疑似儿茶酚胺心肌病患者需完善超声心动图、血浆脑钠尿肽及肌钙蛋白测定。

（2）疑似多发性内分泌腺瘤病（multiple endocrine neoplasia，MEN）2型的患者需完善甲状腺、甲状旁腺超声及相关甲状腺功能、甲状旁腺素、降钙素、血钙的测定，并关注可能存在的皮肤、角膜病变。

4.术前准备

肿瘤体积大、高儿茶酚胺水平、术前未控制的高血压或严重体位低血压均为嗜铬细胞瘤患者围术期血流动力学不稳定的危险因素。

（1）所有患者需术前每日行2次卧立位血压和心率监测：多数情况下认为，坐位血压应<120/80mmHg，立位收缩压>90mmHg；坐位心率为60～70次/分，立位心率为70～80次/分，以上目标值可结合患者年龄和基础疾病作适当调整。

（2）α–肾上腺素能受体阻滞剂：推荐至少术前14日开始使用α–肾上腺素能受体阻滞剂。对于近期发生心肌梗死、儿茶酚胺心肌病、难治性高血压及儿茶酚胺诱导性血管炎的患者，可适当延长术前用药时间。首选药物为酚苄明，为不可逆、长效、非特异性α–肾上腺素能受体阻滞剂。初始剂量为10mg/次，1～2次/天，随后根据需要可每2日～3日增加10～20mg/d，最终剂量通常在20～100mg/d。

同时应充分告知患者使用酚苄明可能导致直立性低血压、鼻塞、反射性行动过速、明显疲劳感等副作用。乌拉地尔是一种短效的选择性α-肾上腺素能受体阻滞剂，其推荐用法为术前3日持续性静脉输液。具体使用方法为第1日5mg/h，第2日10mg/h，第3日15mg/h。

（3）β-肾上腺素能受体阻滞剂：适用于血压得到控制后伴有心动过速、稳定的儿茶酚胺心肌病或心肌缺血病史的患者。需要注意的是，在α-肾上腺素能受体未能被完全抑制的情况下给予β-肾上腺素能受体阻滞剂可导致血压进一步升高，进而诱发急性心衰及肺水肿。推荐在使用α-肾上腺素能受体阻滞剂至少4天后再开始使用β-肾上腺素能受体阻滞剂。

（4）钙离子通道阻滞剂：术前单独使用此类药物不能预防嗜铬细胞瘤患者所有可能的血流动力学变化，故多作为α联合β-肾上腺素能受体阻滞的补充方案。

（5）其他准备：高钠饮食、运动疗法、营养干预、心理干预。

5.术前评估

（1）根据患者实验室检查结果及临床表现预估肿瘤主要分泌的激素类型，有助于指导围术期血管活性药物的选择。

（2）通过影像学检查了解肿瘤的位置、大小以做出相应的准备配合手术。

（3）了解其他系统受累情况：心电图及心肌酶检查可反映近期心肌缺血和梗死情况，必要时可进一步完善超声心动图、BNP、肌钙蛋白、冠脉造影等检查；对于可疑脑血管病、癫痫病史者，需完善头颅MRI。

（4）评估术前准备是否充分：血压及心率达标；术前一周心电图检查无ST-T段改变，室性期前收缩<1次/5min；血容量恢复、血管扩张、红细胞比容降低<45%、体重增加、肢端末梢皮肤温热、出汗减少、有鼻塞症状；高代谢综合征及糖代谢异常得到改善。

（二）术中麻醉管理

1.麻醉方法的选择

（1）椎管内麻醉：嗜铬细胞瘤患者行单纯椎管内麻醉，在肿瘤切除后可能出现严重低血压，故并不推荐单独使用。

（2）全身麻醉：目前嗜铬细胞切除术大多选择全身麻醉。

（3）全身麻醉复合硬膜外麻醉：可提供更平稳的血流动力学；减少术中阿片类药物的使用量，有助于术后患者的早期康复；术后可使用硬膜外镇痛；但术中由于各种刺激所导致的儿茶酚胺释放并不会因为硬膜外麻醉而减轻。

2.麻醉药物的选择

（1）吸入性麻醉药：七氟烷对心血管的抑制作用更轻，导致心律失常的发生率更低，因此如果选择吸入维持麻醉应优先考虑使用七氟烷；地氟烷可能导致高血压、心动过速、气道痉挛等反应，对于嗜铬细胞瘤患者应避免使用。

（2）静脉麻醉药：应用丙泊酚进行麻醉维持相对安全；对于术前准备不佳、存在低血容量风险或心功能不全的患者，可考虑使用依托咪酯进行麻醉诱导。

（3）阿片类药物：可选择芬太尼、舒芬太尼、阿芬太尼及瑞芬太尼；吗啡由于可能导致组胺释放，因此在嗜铬细胞瘤手术中应尽量避免使用。

（4）肌松松弛剂：维库溴铵、罗库溴铵及顺式阿曲库铵均可安全地应用于嗜铬细胞瘤手术；阿曲库铵引起组胺释放，泮库溴铵抑制迷走神经，琥珀胆碱引起肌肉收缩及自主神经节刺激均导致儿茶酚胺释放增加，导致高血压、心动过速及心律失常，应尽量避免使用。

3.术中监测

（1）常规监测：血压、心电图、脉搏血氧饱和度、体温及呼气末二氧化碳监测。

（2）血流动力学监测：建议所有嗜铬细胞瘤手术患者均应进行有创动脉血压及中心静脉压力监测，有条件的机构可以进行经食道心脏超声（TEE）、肺动脉导管、微截流系统进行心排量、前负荷及室壁运动的监测。

（3）血糖监测：嗜铬细胞瘤患者由于体内过量的儿茶酚胺激活 α_2-肾上腺素受体进而抑制胰岛素的分泌，导致60%的患者伴有术前及术中的血糖升高。而肿瘤切除之后，10%～15%的患者会出现低血糖，因此围术期需定期监测血糖浓度并及时治疗调整。

（4）尿量监测。

4.术中管理要点

（1）麻醉诱导及维持需要保证足够的深度，以免气管插管及手术刺激引起不必要的血压增高。

（2）可引起儿茶酚胺释放的时刻包括摆放手术体位、手术切皮、建立气腹（腹腔镜手术）及探查肿瘤。大量的儿茶酚胺释放入血可引起血压急剧地升高、心率增快及心律失常的发生（不同类型的肿瘤由于释放激素的不同引起不同的临床表现），此时需要使用血管活性药物进行治疗。具体用药参考表2-7。

（3）肿瘤切除后：肿瘤切除或肿瘤血管结扎后，血浆内的儿茶酚胺释放突然终止，血管扩张引起肿瘤切除后低血压。麻醉医生应密切关注手术进程，在肿瘤切除之前需尽可能地保证患者有足够的血容量并及时减少或停止降血压药物的使用。如患者出现持续低血压，应补充血容量并使用血管活性药物以维持血流动力学稳定。

（4）术中液体治疗：术前应在血管扩张的前提下进行补液治疗，有条件的情况下建议进行目标导向液体治疗。

表2-7　嗜铬细胞瘤切除术中使用血管活性药物推荐用法与用量

药物	常用剂量	药效学	药代动力学	注意事项
酚妥拉明	单次静脉注射：2.5～5mg/次 静脉持续输注：0.2mg/mL浓度直至血压控制良好	短效 α_1 受体阻滞剂	2min血药浓度达峰，半衰期约为19min，作用持续时间为15～30min	—
尼卡地平	输注起始剂量为5mg/h，每5min可提高2.5mg/h，最大剂量为15mg/h	钙通道阻滞剂	半衰期约为20min	二线用药
硝普钠	输注起始剂量为0.5～10mg/（kg·min），若输注10min后无明显降压效果则应停止使用	产生NO，扩张动静脉	静脉用药后浓度立即达峰，停药后维持1～10min	代谢产物氰化物有毒性
乌拉地尔	静脉单次注射25～50mg或持续静脉输注	选择性 α_1 受体阻滞剂	消除半衰期为2～4h	较酚妥拉明更安全有效
艾司洛尔	持续静脉输注，起始剂量为0.05mg/（kg·min），逐渐递增至最佳剂量，但不超过0.3mg/（kg·min）	短效 β_1 受体阻滞剂	输注5min内达血药稳态浓度，消除半衰期为9min	先应用 α 受体阻滞剂，出现心动过速后考虑加用 β 受体阻滞剂
去甲肾上腺素	单次静脉注射0.1～0.2μg/kg，持续静脉输注0.05～1μg/（kg·min）	强烈激动 α 受体	立即起效，维持1～2min	需经深静脉注射

续表

药物	常用剂量	药效学	药代动力学	注意事项
肾上腺素	单次静脉注射0.1~0.2μg/kg，持续静脉输注0.05~1μg/（kg·min）	剂量依赖性作用于α及β受体	立即起效，迅速代谢失活	当嗜铬细胞瘤主要分泌肾上腺素时首选
多巴胺	单次静脉注射1~2mg/次，持续静脉输注2~10μg/（kg·min）	剂量依赖性作用于多巴胺、α及β受体	静脉输注5min后起效，作用持续时间为5~10min	当嗜铬细胞瘤主要分泌多巴胺时首选

（三）特殊类型的嗜铬细胞瘤

1.嗜铬细胞瘤合并多发性神经内分泌肿瘤

2型多发性神经内分泌肿瘤（multiple endocrine neoplasia type，MEN$_2$）常合并嗜铬细胞瘤（见表2-8）。MEN$_2$患者几乎都患有甲状腺髓样癌，其中2A型患者40%患有嗜铬细胞瘤，2B型患者50%患有嗜铬细胞瘤，且双侧、多发嗜铬细胞瘤的比例显著高于非MEN患者。因此对于伴有甲状腺髓样癌、家族性嗜铬细胞瘤及双侧嗜铬细胞瘤的患者需警惕合并有MEN$_2$。

表2-8　2型多发性神经内分泌肿瘤分类

MEN$_2$A	MEN$_2$B
甲状腺髓样癌	甲状腺髓样癌
嗜铬细胞瘤	嗜铬细胞瘤
原发性甲状旁腺亢进	黏膜神经瘤
伴有皮肤淀粉样改变的MEN$_2$A	肠神经瘤
伴有先天性巨结肠的MEN$_2$A	马凡综合征样改变

2.术前未诊断的嗜铬细胞瘤

（1）首先应预防此类事件的发生。术前充分了解病史，对可疑临床表现和症状或既往有嗜铬细胞瘤手术史的患者应充分评估是否仍存在嗜铬细胞瘤。

（2）若麻醉期间怀疑嗜铬细胞瘤并出现高血压危象者应立即加深麻醉，同时使用血管活性药物控制血压，首选酚妥拉明或硝普钠。如经以上处理仍不能控制血压者，应暂停手术，待血压控制良好并充分补充血容量后再次安排手术。

（四）术后管理

（1）经过充分术前准备的患者在术后多可正常苏醒并拔除气管导管并转移至PACU进一步观察。若患者术后仍需血管活性药物维持血压、术中发生大出血或严重血流动力学波动等事件，则应转送至ICU行进一步治疗。

（2）术后并发症的防治

①血流动力学不稳定：患者术后血浆内儿茶酚胺水平迅速降低，术前α受体阻滞剂的作用导致术后严重低血压甚至休克。患者通常需要持续泵注去甲肾上腺素或血管升压素以维持血压，以保证重要器官血供。此类药物不可突然停用，以防血压再次下降。50%的患者可能发生术后持续性高血压，若持续超过一周可能是由于容量负荷过大、肿瘤切除不全或原发性高血压所致。

②反射性低血糖：发生率仅为4%，且多数发生在术后早期。建议在术后48h内密切监测患者血糖水平。

③肾上腺功能减退：一般发生于术后24h，多表现为不同程度的心悸、胸闷、呼吸急促、血压下降、四肢酸痛，甚至嗜睡等症状。糖皮质激素的使用可有效预防肾上腺危象的发生。

三、原发性醛固酮增多症患者的麻醉

（一）原发性醛固酮增多症（原醛症）的病理生理学基础

原醛症是由于肾上腺素皮质球状带发生病变从而分泌过多的醛固酮。过多的醛固酮作用于肾脏的远曲小管，增加钠及水的重吸收，同时由于存在Na^+-K^+交换及Na^+-H^+交换而使肾小管排K^+及排H^+增加，故引起水钠潴留、血钾降低、血容量增加、肾素-血管紧张素系统的活性受到抑制。大多数是由肾上腺醛固酮腺瘤引起，也可能是特发性醛固酮增多症。

（二）原醛症的临床表现

1.高血压

属于继发性高血压，舒张压的上升相对明显，且为持续性渐进性升高，晚期高血压可引起心肌肥厚甚至心力衰竭。若晚期患者继发肾小动脉硬化和慢性肾盂肾炎，即便原醛症得到治疗，高血压症状也不易完全解除。

2.低血钾

当血钾<3.0mmol/L时，临床上可出现心律失常、心肌缺血、神经肌肉功能障碍。典型患者可出现周期性肌肉无力麻痹，甚至可发展为呼吸及吞咽困难。

3.糖耐量异常及糖尿病

由于细胞内低钾，胰岛B细胞释放胰岛素受到抑制。

4.酸碱失衡

醛固酮在促进排钾保钠的同时还促进尿NH_4^+的排出，CL^-和HCO_3^-的重吸收增加，导致细胞外低钾性碱中毒和细胞内高氯性酸中毒。

5.低血镁

过量的醛固酮导致尿镁排出增多，导致血镁降低，易出现肢端麻木及手足抽搐。

（三）术前准备：主要纠正电解质紊乱

（1）低盐饮食。

（2）口服或静脉补钾治疗。

（3）使用螺内酯进行治疗，保钾排钠。

（四）麻醉方式选择及术中管理

（1）全身麻醉及硬膜外麻醉均可应用于该手术，但需要根据具体病情进行分析并作出正确的选择。

（2）严密监测术中血流动力学的波动。

（3）围术期监测血钾及血糖的波动。

第五节　甲状腺手术的麻醉

一、甲状腺的解剖和生理功能

甲状腺位于颈前下方的软组织内，大部分位于喉及气管上段两侧，其峡部覆盖于第2～第4气管软骨环的前方。甲状腺占位或单纯甲状腺肿大均可造成气管压迫引起呼吸困难。甲状腺向下方生长深入胸腔，称为胸骨后甲状腺。甲状腺滤泡细胞分泌甲状腺素，而甲状旁腺则分泌降钙素。

甲状腺素的生理功能包括：

（1）促进细胞氧化，提高基础代谢率，增加组织产热。

（2）维持生长发育，尤其对脑和骨骼的发育最为重要，婴幼儿期甲状腺素分泌不足可引起呆小症。

（3）增强心肌对儿茶酚胺的敏感性。

（4）兴奋神经系统。

（5）增强消化系统的能力。

二、麻醉前评估

（1）甲状腺占位的大小及累及范围。

（2）甲状腺功能情况，是否存在甲状腺功能亢进或减低。

（3）肿大的甲状腺对气管、食管、血管和神经的累及情况，尤其需要注意术前是否合并呼吸困难及声音嘶哑情况。呼吸困难的患者应复习影像学检查，评估气道狭窄位置及程度，以做好困难气道准备及插管型号的选择。

（4）评估巨大肿瘤压迫气管术后是否会出现气管塌陷（米瓦试验）。

（5）患者的全身情况、精神状况。

三、麻醉管理

（一）麻醉方式的选择

（1）气管内插管全身麻醉是目前最常选择，也是最安全的方式。

（2）全身麻醉联合颈神经丛阻滞，可以降低手术应激反应，减少阿片类药物的使用，适用于老年及危重患者的麻醉。

（3）对于术前已存在呼吸困难的患者，应按困难气道处理，应采用充分表面麻后清醒插管，备好困难气道抢救车。

（二）术中监测

（1）常规监测：血压、心电图、脉搏血氧饱和度、体温、呼末二氧化碳。

（2）神经监测仪：可协助外科医生在术中判断喉返神经位置并避免意外损伤。

（3）对于合并基础疾病者，应根据情况进行直接动脉、中心静脉及血流动力学监测。

（三）麻醉管理要点

（1）麻醉中避免使用兴奋交感神经系统的药物。

（2）对于应用神经监护仪的患者，需应用低剂量的短效肌松剂进行麻醉诱导，并通过可视喉镜固定好肌电图专用气管导管。术中不再追加肌松剂，通过静吸复合的方式维持适宜的镇静和镇痛。

（3）对于术前存在气管压迫的患者，应选择使用加强金属丝导管，并确保气管插管前端超过气道狭窄处。

（4）气管导管的拔除：待患者清醒后拔除气管导管。拔管的过程中，可将导管先退至声门下方，仔细观察患者气道是否通畅，呼吸是否平稳，一旦出现呼吸道梗阻，立即再次行气管插管。拔管时床旁还应备有气管切开包，以备不时之需。

四、术后并发症的处理

（一）术后呼吸困难和窒息

术后呼吸困难和窒息是甲状腺手术术后最危急的并发症，多发生在术后48h内。

1.原因

切口内出血压迫气管、喉头水肿、气管塌陷。

2.处理

如颈部肿胀怀疑切口内出血者应立即打开手术切口，去除血肿；其他原因的呼吸困难可尝试气管插管，失败后考虑行气管切开。

（二）喉返神经损伤

喉返神经损伤分为暂时性和永久性。

1.原因

术中牵拉、缝扎及切断神经所致。

2.临床表现

一侧损伤引起声音嘶哑，双侧损伤则会引起失声或严重的呼吸困难。

（三）喉上神经损伤

1.原因

结扎或切断神经导致。

2.临床表现

内支受损时出现咽喉黏膜感觉丧失，易发生误吸，尤其是饮水呛咳；外支受损则导致环甲肌瘫痪、声带松弛、患者发音改变、最大音量降低。

（四）甲状旁腺功能减退

1.原因

术中甲状旁腺被误切、挫伤或血液供应受累。发生在术后1～7天，多发生在术后48h内。只要有一枚功能良好的甲状旁腺保留下来就可以维持甲状旁腺的正常功能。

2.临床表现

低钙血症、神经应激性增高、肢端或口周麻木，严重时可出现腕、足痉挛，甚至喉肌及膈肌痉挛，引起窒息。

3.处理

严重低钙血症应静脉注射钙剂，10%葡萄糖酸钙10mL在5min左右注入，可重复使用。

五、甲状腺功能亢进患者的麻醉

甲状腺激素分泌过多，导致循环中甲状腺素水平异常增高，出现以全身代谢功能亢进、心脏和神经系统兴奋性增高为主要特征的疾病总称，20~40岁育龄女性多发。

（一）临床表现

1.高代谢综合征

多食消瘦、怕热多汗、疲乏无力。

2.循环系统高动力性反应

心动过速、心律失常、脉压增大、甲亢性心脏病。

3.神经精神系统

焦躁易怒、多言好动、震颤。

4.肌肉系统

甲亢性周期性瘫痪，常伴有低血钾。

5.压迫症状

甲状腺弥漫性肿大压迫气管，造成气管移位或狭窄。

6.眼症

突眼。

7.其他

腹泻、凝血因子减少、血小板减少性紫癜。

（二）甲亢患者手术治疗的适应证

（1）中度以上的原发性甲亢。

（2）继发性甲状腺结节或高功能腺瘤者。

（3）药物或^{131}I（^{131}I碘）治疗无效、停药后复发者。

（4）有压迫症状或胸骨后甲状腺的患者。

（三）术前评估及准备

甲亢患者无论是行甲状腺手术还是非甲状腺手术，均会极大增加手术风险，必须给予积极的干预。除急诊手术外，术前须确定甲状腺功能正常。

1.术前评估

（1）基础代谢率（BMR，%）＝（脉率+脉压）－111，测量要在完全安静及空腹时进行，正常值为－10%～+10%。BMR在20%～30%为轻度甲亢，30%～60%为中度甲亢，>60%为重度甲亢。

（2）心率：应小于90次/分。

（3）复查甲状腺功能：游离甲状腺素（FT_4）和游离三碘甲腺原氨酸（FT_3）可直接反映甲状腺功能，应控制在正常范围内。促甲状腺素（TSH）是反应下丘脑–垂体–甲状腺轴功能的敏感指标，但由于受抑制时间较长，在术前低于正常值并不是手术禁忌。

（4）气道评估：与甲状腺手术相同。

（5）心肺功能评估。

2.术前准备

（1）抗甲状腺药物：丙硫氧嘧啶（PTU）、甲巯咪唑（MMI）均可抑制甲状腺素合成。

（2）碘剂治疗：减少甲状腺血流，抑制甲状腺素释放。

（3）β受体阻滞剂：抑制甲状腺素（T_4）向三碘甲腺原氨酸（T_3）转化。因T_3活性是T_4的3～4倍，且绝大多数是T_4在外周转化而来。

（4）术前用药：镇静药物可减少紧张和情绪波动；应避免使用阿托品，可用长托宁、丁溴东莨菪碱等药物替代。

3.甲亢患者手术时机的选择

（1）BMR不超过+20%。

（2）静息心率不超过90次/分。

（3）全身症状改善：情绪稳定、睡眠良好、体重增加。

（四）麻醉管理要点

（1）在病情稳定及充分术前准备的前提下可以选择颈丛阻滞，但应避免使用含有肾上腺素的局部麻醉药。

（2）气管内插管全身麻醉是更加舒适的选择。

①对可能的困难气道患者采取安全诱导方法，可考虑保留自足呼吸的纤维支气管镜插管，也可考虑镇静镇痛下清醒插管。

②麻醉诱导及维持应保证足够的深度，避免交感过度兴奋。甲亢患者由于高代谢状态，吸入麻醉药物的MAC值升高，其他药物也存在代谢增快的情况，应注意术中用药量及观察患者反应，避免出现术中知晓。

（3）术中应避免使用交感神经兴奋类药物，如氯胺酮、阿托品、麻黄碱、肾上腺素、潘库溴铵等。

（4）术中出现低血压时，首选去氧肾上腺素或甲氧明。麻黄碱、肾上腺素、去甲肾上腺素和多巴胺应避免或以极低剂量使用，以防血流动力学的剧烈波动。

（5）对于有眼病的患者，应格外注意眼睛的保护。

（6）术中除常规监测外，应注重$P_{ET}CO_2$及体温的监测。

第三章 麻醉前护理准备

麻醉准备室是指对麻醉前后所用的物品进行各项准备以及终末处理的场所，包含麻醉物品、药品、仪器的准备及使用后的处理，因此麻醉准备室应设在手术室的半限制区。麻醉准备室的工作具体由接受过麻醉学基础知识和基本操作技能培训的麻醉护士承担，其具体任务是负责麻醉药品、物品和仪器的准备、清理、消毒、管理、领取、维护和维修工作。准备室护士应在每天麻醉开始之前，根据每位麻醉医师的要求将每台手术麻醉所需的药品、物品和仪器准备齐全。麻醉结束后，麻醉医师应对所用的药品和物品开列收费单，交予准备室护士进行收费，并检查核对。

第一节 不同麻醉方式的药品、物品和仪器准备

不同的麻醉方式，所需的药品、物品、仪器均不同，麻醉护士需熟练掌握这些麻醉方式的相关准备工作。通常每个全身麻醉手术间配备一台麻醉药车，根据各家医院的手术情况，在药车内放置普通药品与急救药品并设定基数，贴好药品标签与警示标识，常规放置一定基数的麻醉耗材和物品及每日补充的医用药品与物品。最后药车上锁，护士做好交接。所有仪器均需每日检查性能处于完好状态，并登记。

一、全身麻醉药品、物品和仪器准备

（一）全身麻醉药品的准备

1.静脉麻醉药

丙泊酚、氯胺酮、依托咪酯、巴比妥类药物。

2.肌松药及其拮抗药

（1）非去极化肌松药：阿曲库铵、维库溴铵、罗库溴铵、顺式阿曲库铵等。

（2）去极化肌松药：琥珀胆碱（氯琥珀胆碱）。

（3）肌松拮抗药：新斯的明。

3.镇静安定药及其拮抗药

（1）苯二氮䓬类：咪达唑仑。

（2）苯二氮䓬类拮抗药：氟马西尼。

（3）吩噻嗪类：氯丙嗪、异丙嗪。

4.中枢性镇痛药及其拮抗药

（1）阿片受体激动药：吗啡、芬太尼、瑞芬太尼、舒芬太尼、地佐辛等。

（2）阿片受体激动–拮抗药：布托啡诺等。

（3）阿片受体拮抗药：纳洛酮。

（4）非阿片类：曲马多。

（5）非甾体类抗炎止痛药：氟比洛芬酯。

5.吸入麻醉药

七氟醚、异氟醚等。

6.抗胆碱能药物

长托宁、阿托品、东莨菪碱等。

7.强心药

毛花苷C、米力农、多巴酚丁胺。

8.血管收缩药

麻黄碱、多巴胺、间羟胺、肾上腺素、去氧肾上腺素、去甲肾上腺素。

9.血管扩张药

硝酸甘油、硝普钠、酚妥拉明。

10.抗心律失常药

胺碘酮、利多卡因、普罗帕酮、艾司洛尔。

11.降压药

硝苯地平、尼卡地平、地尔硫䓬、维拉帕米、乌拉地尔。

12.利尿剂

呋塞米、螺内酯。

13.羧甲淀粉

羟乙基淀粉、琥珀酰明胶等。

14.高危药品

浓氯化钠注射液、硫酸镁注射液、10%氯化钾注射液、氯化钙注射液、葡萄糖酸钙注射液。

15.其他常用药物

异丙肾上腺素、盐酸右旋美托咪定、氨茶碱、氢化可的松、沙丁胺醇气雾剂、巴曲酶、缩宫素、金霉素眼膏、利多卡因乳膏等。

（二）全身麻醉物品的准备

1.呼吸道一次性耗材

（1）呼吸回路：一次性呼吸管路（成人/小儿、普通型/加长型）、一次性麻醉面罩、一次性储气囊。

（2）气管导管：普通气管导管、特殊气管导管（经口异型/经鼻异型）、增强型气管导管、新生儿气管导管、喉罩气管导管（普通型/加强型）、气管切开气管导管、双腔支气管导管、一次性可控单侧支气管封堵器、环甲膜穿刺套装等。

（3）其他：呼吸末二氧化碳采样管、一次性湿热交换器/过滤器（成人/小儿）、气管导管固定器、牙垫、通气道（经口咽/鼻咽）、气管插管引导钢丝、一次性吸痰管、一次性使用胃管、一次性使用温热毯、钙石灰二氧化碳吸收剂等。

2.动静脉穿刺物品

（1）一次性使用深静脉置管包（成人单腔/双腔/三腔、小儿单腔/双腔）。

（2）一次性压力传感器。

（3）动脉穿刺针。

（4）一次性三通和输液连接管。

（5）一次性无菌贴膜。

（6）导管固定器或有线缝针。

（7）肝素盐水。

（8）加压袋。

3.其他

呼吸管路固定架、手套、胶布、敷贴、听诊器等。

（三）全身麻醉仪器的准备

（1）检测并正确设定多功能监护仪及麻醉机的参数。

（2）检查中心吸氧及吸引器的压力是否处于正常使用状态。

（3）麻醉喉镜。

（4）准备困难气道麻醉用物：可视喉镜、纤维支气管镜、光棒等。

（5）输液泵、输液输血加温仪。

（6）吸入麻醉挥发罐。

（7）有创血压监测装置。

（8）中心静脉监测装置。

（9）温度传感线。

（10）温毯机。

（11）麻醉深度监测仪、肌松强度监测仪。

（12）除颤仪处于备用状态。

二、椎管内麻醉药品、物品和仪器的准备

（一）椎管内麻醉药品的准备

1.酯类局部麻醉药

普鲁卡因、氯普鲁卡因、丁卡因。

2.酰胺类局部麻醉药

利多卡因、丁哌卡因、罗哌卡因。

3.全身麻醉插管药物和常规抢救药物

阿托品、麻黄碱、肾上腺素等。

（二）物品的准备

1.区域神经阻滞一次性耗材

腰麻包、硬膜外麻醉包、腰硬联合麻醉包。

2.普通耗材

呼吸管路、吸氧面罩、加压吸氧面罩、皮肤消毒液、无菌敷贴。

3.全身麻醉插管用物

如麻醉喉镜、气管插管、简易呼吸气囊、听诊器，处于备用状态。

（三）仪器的准备

（1）检测并正确设定麻醉机、多功能监护仪的参数，并处于备用状态。

（2）检查中心吸氧及吸引器的压力处于正常使用状态。

（3）除颤仪处于备用状态。

三、神经阻滞麻醉药品、物品和仪器的准备

（一）药品的准备

（1）利多卡因、罗哌卡因、丁卡因。

（2）全身麻醉插管药品和常用抢救药品：阿托品、麻黄碱、肾上腺素等。

（二）物品的准备

1.神经阻滞一次性耗材

外周神经刺激针。

2.普通耗材

呼吸回路、吸氧面罩、加压面罩、注射器、输液连接管、皮肤消毒液、敷贴、B超用导电胶。

3.全身麻醉插管用物

如麻醉喉镜、气管插管、简易呼吸囊、听诊器，并处于备用状态。

（三）仪器的准备

（1）检测并正确设定麻醉机、多功能监护仪的参数，并使其处于备用状态。

（2）检查中心吸氧及吸引器的压力是否处于正常使用状态。

（3）检查外周神经丛刺激器和B超是否处于正常工作状态。

（4）除颤仪处于备用状态。

第二节　小儿麻醉药品、物品和仪器准备

一、小儿麻醉药品的准备

（一）基础麻醉药品

氯胺酮。

（二）全身麻醉药品

1.吸入麻醉药

七氟烷。

2.静脉麻醉药

丙泊酚、氯胺酮、咪达唑仑。

3.阿片类药物

芬太尼、瑞芬太尼。

4.肌松药

米库溴铵、维库溴铵、顺式阿曲库铵。

二、小儿物品的准备

（1）小儿全身麻醉包（普通型/加强型）：1岁以上小儿导管的选择及插入深度的计算，标准为导管内径（ID）-年龄（岁）/4+4；导管插入深度（cm）=年龄（岁）/2+12（cm）。

（2）小儿喉罩（普通型/加强型）。

（3）小儿呼吸回路。

（4）小儿一次性麻醉面罩。

（5）呼吸末二氧化碳采样管。

（6）小儿储气囊应与患儿的肺活量相当：新生儿选用0.5L，1～3岁选用0.75L，3～6岁选用1.0L，6～10岁选用1.5L，10岁以上选用2.0L的储气囊。

（7）小儿一次性使用末梢氧饱和度探头。

（8）小儿、新生儿呼吸囊。

（9）小儿袖带：选择大小合适的袖带，宽度应为患儿上臂长度的2/3。

（10）麻醉喉镜准备：应使用与患儿相匹配的喉镜片，对2岁以下的婴儿选用直型镜片，并配以细手柄。

（11）一次性吸痰管（8#/10#）数根、一次性使用胃管（8#）数根。

（12）其他：手术创伤大的患儿（如需进行心、脑手术等）备一次性压力传感器、小儿深静脉穿刺包、动脉穿刺针、温热毯，常规准备听诊器、温度计。

三、小儿仪器的准备

（1）麻醉机选择小儿模式，根据患儿体重选择合适的参数，检测其气密性处于良好的工作状态。

（2）吸入麻醉挥发罐。

（3）微量注射泵。

（4）检查并调整小儿中心供氧与中心负压吸引器的压力。

（5）对于严重困难气道的小儿，需备好纤维支气管镜辅助插管。

（6）肌松监测仪。

（7）温毯机。

（8）除颤仪处于备用状态（备小儿除极板）。

第三节　特殊技术的药品、物品和仪器准备

一、控制性降压

控制性降压是指对于某部分手术，为减少手术中出血或降低血管壁张力、改善手术创造条件、减少失血，术中应用各种方法和药物有目的地降低患者的血压水平。

（一）适应证

（1）对于血供丰富的组织和器官的手术，通过术中控制性降压，可使手术野渗血减少，术野清晰，方便手术操作。

（2）血管手术，通过术中控制性降压，降低血管壁张力，减少因手术操作而导致血管壁破裂的风险。

（3）围麻醉期高血压的控制，禁用于全身情况差或重要器官功能不全的患者。

（二）药品准备

（1）准备常规全身麻醉用药和抢救用药。

（2）应用麻醉药控制性降压：如氟烷类、丙泊酚等。

（3）应用扩血管药控制性降压：如硝酸甘油、硝普钠、艾司洛尔、美托洛尔、尼卡地平等。

（4）抗凝药：如肝素。

（三）物品准备

（1）准备全身麻醉常规用物。

（2）准备动脉穿刺针、压力传感器、加压袋、输液泵。

（四）仪器准备

（1）常规全身麻醉用仪器的检测准备。

（2）动脉直接测压模块、压力传感线的准备。

（3）除颤仪处于备用状态。

二、心血管手术麻醉准备

心血管手术的麻醉护理配合是一项重要的工作，患者由于其疾病本身对重要脏器的影响，或者因需接受外科手术治疗的疾病而加重原有的心血管负担而使病情复杂化。因此，要求麻醉护理人员具有扎实的理论基础，熟悉各项操作步骤、评估及观察生命体征，发现问题进行预处理并及时汇报医师等，从而提高围手术期患者麻醉的安全。

（一）药品准备

（1）常规全身麻醉药品和抢救药品的准备。

（2）洋地黄类药物：如去乙酰毛花苷。

（3）β受体阻滞药：如艾司洛尔等。

（4）钙离子通道阻滞药：如地尔硫䓬、尼卡地平等。

（5）抗心律失常药：如利多卡因、胺碘酮、美托洛尔、异丙肾上腺素等。

（6）利尿剂：如呋塞米、螺内酯等。

（7）其他：如氨甲环酸、巴曲酶、葡萄糖酸钙、肝素、鱼精蛋白等。

（二）物品准备

（1）心率、脉搏、血氧饱和度、心电图、体温、尿量及连续呼吸末二氧化碳分压监测设备的准备。

（2）有创动脉压用品的准备：一次性压力换能器、肝素稀释液、加压袋、成人与小儿相应的动脉穿刺套管针、消毒液、敷贴、胶布等。

（3）中心静脉压用品的准备：一次性使用成人单腔/双腔/三腔深静脉穿刺包、一次性使用小儿单腔/双腔/三腔深静脉穿刺包、压力换能器、三通、皮肤消毒液、局部麻醉药等。

（4）温热毯：根据手术部位及患者的情况，准备相应的温热毯，分成人或小儿全身型及上半身型、下半身型。

（5）自体血回收机的一次性耗材的准备：血液收集滤过器、双腔吸管、分离腔和管路套件。

（三）仪器准备

（1）全身麻醉常规用仪器。

（2）麻醉深度检测仪。

（3）肌松检测仪。

（4）B超、经食管心脏彩超及探头。

（5）纤维支气管镜。

（6）血气分析、ACT监测仪。

（7）输血输液加温器。

（8）自体血回收机。

（9）除颤仪处于备用状态，具备胸内、胸外除颤功能。

三、嗜铬细胞瘤手术切除的麻醉准备

嗜铬细胞瘤患者大多表现为阵发性血压升高，病程较长者可持续性血压升高，并呈阵发性加剧，如超高血压。术中刺激、挤压肿瘤等均可诱发儿茶酚胺的释放入血，诱发高血压危象，甚至心力衰竭、脑出血等。而当瘤体血流完全被阻断后，又会出现完全相反的表现，这是由于血液中儿茶酚胺水平的急剧下降，导致出现严重的低血压等循环紊乱症状。

（一）药品准备

（1）常规全身麻醉药品和抢救药品。

（2）α受体阻滞药：酚妥拉明。

（3）扩血管药：硝普钠、硝酸甘油。

（4）降压药：尼卡地平、地尔硫䓬、艾司洛尔。

（5）抗心律失常药：肾上腺素、去甲肾上腺素。

（6）其他：胰岛素。

（二）物品准备

（1）心率、血压、血氧探头、心电图、体温及连续呼吸末二氧化碳分压监测设备的准备。

（2）有创动脉压用品的准备：压力换能器、肝素稀释液、加压袋、成人与小儿所相应的动脉穿刺套管针、血糖测试纸、皮肤消毒液、外用酒精消毒液、敷贴、胶布等。

（三）仪器准备

（1）全身麻醉常用仪器。

（2）血糖仪。

（3）微量注射泵。

（4）麻醉深度监测仪。

（5）除颤仪（处于备用状态）。

四、气管异物手术麻醉准备

气管异物是常见的急症之一，多见于3岁以下的幼儿，常危及患儿生命。每家医院的麻醉方案和通气技术都有差异。充分的表面麻醉、高频辅助自主呼吸下七氟烷吸入，复合瑞芬太尼静脉泵注，是小儿气管异物取出术安全并有效的麻醉方案。

（一）药品准备

（1）术前用药：阿托品、地塞米松。

（2）表面麻醉混合药液：0.33%丁卡因、1%利多卡因。

（3）麻醉用药：七氟烷、瑞芬太尼。

（4）常规的全身麻醉药品和急救药品。

（二）物品准备

（1）常规的心率、血压、血氧探头、心电图、体温及连续呼吸末二氧化碳分压监测设备。

（2）喉头喷雾器、各型号加压面罩、一次性吸痰管数根、吸氧面罩、简易呼吸囊（成人/小儿）、温热毯等。

（3）全身麻醉插管用物：喉镜（成人/小儿）、各型号气管导管。

（三）仪器准备

（1）高频通气呼吸机。

（2）纤维支气管镜。

（3）麻醉机和多功能监护仪。

（4）温毯机。

（5）微量注射泵。

（6）除颤仪（处于备用状态）。

五、单侧肺通气手术麻醉准备

单侧肺通气主要用于胸外科手术，进行两肺隔离后的单侧肺通气。其中最常见的是使用双腔气管内插管（DLT）。DLT能有效进行肺隔离，防止气道内血液及分泌物流入健侧肺，可控性强，可使手术野保持相对清晰，有利于手术操作。

（一）药品准备

（1）常规准备：全身麻醉药品和抢救药品。

（2）水溶性润滑剂、利多卡因乳膏。

（3）吸痰用灭菌注射用水2瓶，区分健侧和患侧，并贴好标签。

（二）物品准备

（1）常规准备：心率、血压、血氧探头、心电图、体温及连续呼吸末二氧化碳分压监测设备。

（2）麻醉喉镜、简易呼吸囊。

（3）根据患者情况选择合适的插管型号：成年男性一般选用37/39F、女性一般选用35/37F，无菌操作下检查导管有无外观破损、套囊漏气，协助组装双向转及"Y"型接口，确保牢固，置入导管芯。将双腔插管弯曲至适当角度，导管头端及纤维支气管镜镜身涂水溶性润滑剂后备用。多以插入健侧为首选。

（4）气管导管固定器、敷贴、听诊器、胶布等。

（三）仪器准备

（1）协助麻醉医师检查麻醉机、监护仪、氧气、吸引器均处于完好状态。

（2）纤维支气管镜辅助插管定位，做好纤维支气管镜的防雾处理，检查光源亮度、准备水溶性润滑剂后备用。

（3）柯克钳夹管用于单肺通气。

（4）除颤仪（处于备用状态）。

第四章　麻醉专科技术操作护理配合

第一节　气管内插管置入术、拔除术的护理配合

一、气管内插管置入术的护理配合

（一）目的

（1）预防呼吸道阻塞，保证供给通畅安全的气管条件，保持呼吸道通畅，清除气管内异物或渗出物，减少气管阻力，增加肺泡有效通气量，防止被操作者出现缺氧或二氧化碳蓄积。

（2）进行有效的人工或机械通气。

（3）气管插管后便于吸入全身麻醉作用药品的应用。

（4）气管湿化。

（5）保证麻醉管理安全有效。

（二）适应证

1.静脉复合麻醉者或行各类全身麻醉的患者主要有以下3种。

（1）全身麻醉药明显抑制通换气或应用肌松药者。

（2）颅内手术、开胸手术、需俯卧位手术等。

（3）呼吸道难以保持通畅的患者，如肿瘤压迫气管。

2.危重患者

主要有呼吸衰竭需要行机械通气的患者，心肺复苏、药物中毒、误吸患者及新生儿严重窒息患者等。

（三）护理配合

1.评估

（1）患者的年龄、性别、体重、外貌及心理状况。

（2）患者的张口度、上呼吸道情况及头颈运动程度：如有无炎性肿物、喉部病变、先天性畸形等。根据患者情况决定经口还是经鼻插管，如拟经鼻插管应检查双侧鼻腔通气情况，即有无阻塞或不畅，有无鼻甲肥大、鼻中隔偏曲或鼻息肉等，以及有无鼻咽部手术史及鼻外伤等。

（3）口齿情况：如有固定义齿和松动牙齿，因易受喉镜片操作脱落，除应给予必要的解释外，还应用牙托或纱布保护牙齿。取下活动义齿，防止误入食管和气管。

（4）患者禁食时间。

（5）有无感染性疾病。

2.准备

（1）护士准备：着装整洁，洗手，戴帽子和口罩。

（2）物品准备如下。

①气管导管：根据患者自身情况、手术体位要求选择合适的气管导管，保持无菌状态下检验套囊有无漏气，充分润滑导管前端6～8cm，调整连接口松紧，按需置入导管芯。

②辅助插管用具：喉镜，根据患者年龄选择合适的喉镜，准备喉镜时，要试好喉镜亮度。牙垫、空注射器、管芯、利多卡因胶浆或乳膏、纤维支气管镜（插管困难或导管定位时用，镜下插管，光纤部分勿弯曲）、胶布（2条30cm左右长的胶布）、口咽或鼻咽通气道、听诊器等，检验一次性物品有无过期，包装有无破损。

③性能良好的监护仪、麻醉机、负压吸引器（根据年龄、体型选择不同粗细的吸痰管备用）。

④按医嘱准备药品：如静脉麻醉药、肌松药、麻醉性镇痛药、地塞米松、阿托品等，对其进行"三查七对"。

（3）环境准备：清洁、舒适，室温为20～25℃，光线充足。

（4）患者准备如下。

①气管插管前或术前，让患者及家属了解气管插管的目的，以及患者在插管及拔管时的配合要领和注意事项。

②给予意识清醒的患者心理疏导，消除其恐惧、不安的情绪。

③认真填写手术安全核查表，共同确认患者身份、手术方法、手术部位、知情同意等项内容。

④患者取仰卧位，脱去上半身患者服，覆盖于胸前。

⑤测量生命体征、SpO_2，并记录。

⑥配合医师做好患者的插管准备：适当的插管前准备不仅可以消除患者的痛苦，还可为插管提供良好条件，减轻气管损伤和心血管反应，减轻患者术后咽喉部疼痛和瘙痒干咳的症状。首选气管内表面麻醉，包括喉头喷雾器喷雾，表面麻醉咽喉部，经口气管内局部麻醉药喷雾和环甲膜穿刺表面麻醉。

3.护理配合

（1）给予患者麻醉面罩高浓度（100%）供氧2～3min，指导患者正常呼吸。

（2）将患者四肢进行固定，松紧适宜。

（3）麻醉护士应对麻醉诱导药进行2遍核对，遵医嘱给予试验剂量麻醉药，测试肺的顺应性、气道阻力。良好者给予全身麻醉诱导药，并根据药理作用决定给药速度，注意关注患者的呼吸、心率、血压等。

（4）根据需求，麻醉护士对手术床的角度和高低位置进行调节。

（5）协助操作者将患者头部置于后仰位，用垫或枕将患者枕部抬高并使头部伸展，即所谓的"绣花位"。此时口、咽、喉三轴线成直线，使从唇到会厌的路径几乎在一条直线上。

（6）操作者置管时，麻醉护士可以按压患者的喉结节，完全暴露如肥胖、颈项比较短或粗的患者的声带。及时传递特殊的插管仪器，随时准备吸除分泌物或胃内反流物，麻醉医师临时需要替换导管型号或类型时，需快速配合其替换。当声门暴露之后，立即传递气管内导管给操作者，在套囊通过声门后协助操作者轻柔地抽出导管芯，牙垫在完成插管后将其及时传递，在操作者将喉镜退出的同时，配合其连接麻醉机。

（7）麻醉护士挤压呼吸囊辅助呼吸，观察患者胸廓有无起伏运动，两侧是否对称。操作者听诊双肺呼吸音是否对称，确定气管导管位置。

（8）确定插管成功后，将导管与口塞用胶布妥善固定，导管气囊内注入空气5～7mL，并控制囊内压小于30mmHg，套囊软硬度可与鼻尖软硬度相似，并立即遵医嘱加深麻醉，防止患者出现呛咳或屏气。

（9）用合适的吸痰管试吸气管导管内的分泌物，了解患者呼吸道的通畅情况。

（10）记录插管的日期、时间，导管置入的深度，气囊充气量以及用药的情况。

（11）患者体位合适，妥善固定气管导管、螺纹管。

（12）插管后，动态观察患者的生命体征、SpO_2，每隔5～10min记录1次，及时进行麻醉药液的静脉推注，及时吸除呼吸道分泌物，管理患者呼吸。发现异常，及时报告并遵医嘱处理。

（13）用物：分类处理。

（14）护士：洗手。

4.注意事项

（1）有喉头水肿、喉头黏膜下血肿、急性喉炎、颈椎骨折的患者禁忌使用气管内插管。

（2）观察有无并发症，如牙齿松动、脱落，呼吸道损伤（如出血，杓状软骨脱臼，咽喉及气管黏膜损伤、缺血坏死，喉头水肿）。

（3）注意气囊的充气与放气：2～3h应放气1次，导管留置时间一般不超过72h。

（4）加强气管护理：气管湿化，可预防气管内分泌物黏稠而致的吸除困难所引起的呼吸困难、费力。随时吸引气管内分泌物，保持气管畅通。严格按无菌操作原则吸痰，吸引过口腔内的吸痰管不能再用于气管内吸引，每次吸痰时间控制在15s之内。分泌物较多或吸痰引起的持续性呛咳等因素所致血氧饱和度下降时，需吸氧后再行吸痰。

（5）严格执行"三查七对"制度。

（6）管芯插入导管内，前端勿超过导管的侧孔，后端在导管接头处顺势反折，防止前端滑出，造成气管黏膜损伤。

（7）套囊充气，以不漏气为宜。气压过大，易使套囊压迫气管内壁黏膜而致缺血；长时间留置气管导管，严重时可致局部坏死，气压过小可造成漏气。

（8）插管时注意关注患者生命体征，插管过程中如有异常，及时通知麻醉医师。

（9）导管需固定牢固，变换体位时应调整好呼吸管路，以免导管脱出。

（10）协助外科医师为患者取适当手术体位，防止压迫气管导管。

（11）加强安全护理，防止患者坠床。

（12）麻醉诱导给药时，必须与麻醉医师核对2遍后，才能执行口头医嘱。

二、拔除术的护理配合

（一）目的

结束机械通气。

（二）适应证

（1）手术结束停止麻醉后，肌松药作用代谢完全。

（2）生命体征稳定，无活动性出血，循环功能稳定，暂无再次手术指征。

（3）咳嗽、吞咽反射恢复，呼吸道通畅，无喉头水肿、喉痉挛等气管狭窄的表现。

（4）呼吸频率、节律、深度、潮气量恢复至术前水平，双肺呼吸音正常，脱离呼吸机吸空气5～10min，血氧饱和度＞94%。

（5）呼唤患者能应答，能睁眼、皱眉。

（6）吸氧浓度＜40%时，动脉氧分压（PaO_2）＞60mmHg。

（三）护理配合

1.评估

（1）患者的病情、意识、合作程度。

（2）符合拔管的指征。

2.准备

（1）护士准备：着装整洁，洗手，戴帽子和口罩。

（2）物品准备如下。

①麻醉机贮气囊、呼吸回路，面罩。

②吸引装置性能良好，根据患者年龄调节负压。

③选择合适型号的吸痰管。

④鼻咽或口咽通气管、10mL注射器、手套、生理盐水、纱布。

⑤气管插管用品。

（3）患者准备如下。

①检查监护导联有无脱落。

②协助患者取仰卧位或半卧位，根据患者意识程度及配合程度适当约束四肢。

③心理护理：对于清醒患者，可告知其手术已结束及操作的目的和配合要点。

（4）环境准备：避免噪声，保持安静，维持室温在20～25℃，室内清洁、舒适，光线充足。

3.护理配合

（1）核对医嘱及患者。

（2）再次检查供氧装置及负压吸引装置性能良好。

（3）记录患者血压、心率、呼吸频率、血氧饱和度。

（4）吸纯氧3min。

（5）按患者呼吸节律辅助膨肺3次，使肺充分膨胀。

（6）吸净气管、口、鼻、气管导管气囊周围的分泌物。

（7）拔掉固定的胶布，保留牙垫，将气管导管气囊内气体用注射器缓慢抽出。

（8）将吸氧管伸入导管，边吸氧边拔管，协助麻醉医师边拔除气管导管，边吸引气道内分泌物。

（9）鼓励患者拔管后行深呼吸及有效咳嗽，保持患者头侧位，防止其误吸。

（10）利用保留牙垫防止牙关紧闭，吸引口、鼻、咽腔分泌物。

（11）清洁患者面部，拔除气管导管后使用面罩继续吸氧。

（12）听诊双肺呼吸音，并与术前比较，观察患者呼吸、血氧饱和度的变化，及有无喉痉挛、舌后坠等呼吸道梗阻现象的发生。

（13）记录拔管时间，拔管后患者的病情、呼吸情况及生命体征。

（14）患者取舒适卧位，整理床单位，将用物分类处理、消毒。

（15）护士洗手。

4.注意事项

（1）饱胃、肥胖、颈短、鼻咽喉面颈部手术，术前有困难气道、多次气管插管或分泌物较多的患者，宜在患者完全清醒后再行拔管，并在拔管前做好再次插管的准备。

（2）患者合并有脑梗死病史、严重的心律失常、心脏病、原发性高血压病、哮喘等疾病时，宜行舒适拔管，防止诱发疾病或加重原发疾病。

（3）妥善固定好患者，保护患者安全，防止患者在未完全清醒的状态下，由于气管导管刺激而引起躁动或本能的拔管动作所致的坠床或非计划拔管。

（4）严格遵守无菌操作原则。拔管前必须依次吸净气管导管、鼻腔、口腔内分泌物，气管内操作每次不超过15s，动作轻柔，注意观察患者生命体征的变化。

（5）拔管前仔细检查套囊内气体是否已被放空，颌面口腔手术前固定导管的缝线有无剪断，患者肌张力是否很高而导致牙关紧闭咬管，防止引起拔管困难。

（6）传统的拔管方法是将吸痰管伸入导管内，边拔导管边吸引。现在认为这种方法会降低肺内氧浓度，可诱发喉痉挛。

第二节　喉罩置入术、拔除术的护理配合

一、喉罩置入术的护理配合

（一）目的

快速建立紧急人工气道，有效保持呼吸道通畅，保持有效的气体交换，改善患者缺氧，从而挽救患者生命。

（二）适应证

（1）各类因素引起的上呼吸道阻塞或呼吸、心脏停搏。

（2）合并有高血压、冠心病等需要进行全身麻醉的中心小手术者。

（3）非预见性的困难插管或头颈活动受限不能进行气管插管者。

（4）在使用纤维光束支气管镜激光烧灼肿瘤（气管或支气管内、声带处）时。

（三）护理配合

1.评估

（1）患者的病情、年龄、体重、清醒程度，有无活动性义齿。

（2）患者有无禁忌证：

①饱胃，腹内压过高，有呕吐、反流、误吸的高危患者。

②必须保持正压通气手术或通气压力需大于25cmH$_2$O的慢性呼吸系统疾病患者。

③呼吸道梗阻的患者，如气管受压、气管软化、咽喉部肿瘤者等肺顺应性下降或气道阻力增高者。

④呼吸道出血的患者。

⑤扁桃体异常肿大或舌头肥大、张口度小的患者。

（3）患者有无声门上部或下咽部的损伤、重度肥大的扁桃体以及明显的喉或气管的偏移。

（4）口齿情况：如有固定义齿和松动牙齿，除给予必要的解释外，还应用牙托或纱布保护牙齿。取下活动义齿，防止误入食管或气管。

2.准备

（1）所有操作人员着装整洁，洗手，戴帽子和口罩。

（2）物品准备：

①按照患者体型及医嘱准备合适型号的喉罩，体重<50kg者准备3号喉罩，体重50～80kg者准备4号喉罩，体重>80kg者准备5号喉罩。为预防通气导管和通气罩出现异物或发生堵塞，使用前须仔细查验。将通气罩充气，检验部分凸起或有无漏气损坏，尽可能地抽尽通气罩内的气体，充分润滑喉罩的罩背面。

②30mL注射器、手套、麻醉喉镜、听诊器、医用水溶性润滑剂、面罩、胶布（2条30cm左右长的胶布）、过滤器。

③性能良好的监护仪、麻醉机、负压吸引器（备用，根据年龄、体型选择不同粗细的吸痰管）。

④按医嘱准备药品：肌松药、需静脉麻醉者应备齐其需要的麻醉性镇痛药、地塞米松、阿托品等，对其进行"三查七对"。

⑤准备气管插管相关用物，便于突发情况及时更换。

（3）环境准备：室温调节在20℃，环境清洁、舒适，光线充足。

（4）患者准备如下。

①喉罩置入前或术前告知患者及家属喉罩置入的目的和风险，指导患者在操作时的配合方法，告知患者术前8h禁食、禁水，防止术中出现误吸或反流等。

②给予意识清醒的患者以心理疏导，消除其恐惧、不安的情绪。

③认真填写手术安全核查表，共同确认患者身份、手术方法、手术部位、知情同意等内容。

④患者取仰卧位，脱去上半身患者服，覆盖胸前。

⑤测量生命体征、SpO_2，并记录。

3.护理配合

（1）检查麻醉机、呼吸机的性能，准备氧源和负压吸引装置，检查各连接完整。

（2）吸除口腔、鼻腔分泌物，取下活动性义齿。

（3）为预防术中麻醉深度变浅时患者因变换体位、躁动而使喉罩移位导致窒息，可将患者四肢进行固定，松紧适宜。

（4）给予患者麻醉面罩高浓度（100%）供氧2～3min。

（5）按医嘱使用麻醉药物，达到足够的麻醉深度，使用前麻醉护士应对麻醉诱导药进行2遍核对。

（6）协助麻醉医师将患者去枕仰卧位，头部后仰，递给麻醉医师涂好润滑剂的喉罩。

（7）配合麻醉医师完成喉罩置入操作，吸氧或连接麻醉机或呼吸机进行机械通气，检查有无漏气。

（8）喉罩位置确定正确，为防止喉罩移位，使用胶布固定，然后置入胃管。

（9）辅助将患者更改为舒适体位或手术体位，整理病床单位，术中随时观察喉罩有无移位或脱出，缺氧有无改善以及胃肠有无胀气、误吸等。一旦发生上述情况，应立刻通知麻醉医师，并积极配合医师进行处理。

（10）用物：分类处理。

（11）护士：洗手。

4.注意事项

（1）放置喉罩前，将气囊适当放空（剩余气体3～5mL），既利于置入又避免气囊形成锐角而损伤气管。

（2）喉罩的套囊充气量可按喉罩号码×5mL计算。

（3）误吸是留置喉罩后发生的严重并发症。

（4）患者体位改变后，检查喉罩有无移位。

（5）口咽部最容易出现黏膜缺血，建议使用最小充气量。原因是套囊充气过足时，很难适应咽部的形状，可能出现移位而漏气；当套囊产生的压力超过毛细血管压时，喉罩的背部会压迫咽后壁，喉罩前部会压迫舌底。

（6）开始充气10～15mL，确定喉罩周围漏气（气道压<15cmH$_2$O）时，应再充入5～10mL空气。

（7）误吸危险性较高时，保持气囊的囊内压应>15cmH$_2$O。

（8）尽量不要长时间使用喉罩，当确需长时间使用时，需2h放气1次，每次放气2min。在使用过程中注意检测气囊压力，并关注有无反流、误吸的发生。

二、喉罩拔除术的护理配合

（一）目的

（1）结束机械通气。

（2）更改其他通气方式。

（二）适应证

具备拔除喉罩指征的患者具体有以下7种情形。

（1）患者自主呼吸恢复，呼吸频率、节律、深度及潮气量正常。

（2）患者神志清醒或保护性反射（如吞咽呛咳反射）恢复。

（3）停止供氧5～10min，患者的SpO_2＞94%。

（4）患者肌力完全恢复。

（5）生命体征稳定，无活动性出血，循环系统功能稳定，暂无再次手术指征。

（6）喉罩移位、漏气严重影响通气且调整位置重新固定仍不能改善时。

（7）一旦出现反流、误吸，需立即拔除喉罩，并清理呼吸道。

（三）护理配合

1.评估

（1）患者的意识、肌张力、呼吸、血氧饱和度等是否达到拔除指征。

（2）患者的病情、合作程度。

2.准备

（1）护士准备：着装整洁，洗手，戴帽子和口罩。

（2）物品准备如下。

①麻醉机储气囊、呼吸回路，面罩。

②吸引装置性能良好，根据患者年龄选择合适的负压。

③选择型号合适的吸痰管。

④口咽或鼻咽通气管、10mL注射器、手套、生理盐水、纱布。

⑤气管插管用品及急救药品。

（3）患者准备如下。

①检查监护导联有无脱落。

②协助患者取仰卧位或半卧位，根据患者意识程度及配合程度，适当约束患者四肢。

③心理护理：告知清醒患者手术已结束及操作的目的和配合要点。

（4）环境准备：室温调节在20～25℃，室内清洁、舒适，光线充足。

3.护理配合

（1）核对医嘱及患者。

（2）再次检查供氧装置及负压吸引装置性能良好。

（3）记录患者血压、心率、呼吸频率、血氧饱和度。

（4）拔除前吸痰：吸引前充分给纯氧吸入2min，吸痰管在无负压状态下进入通气管，吸痰管长度不应超过喉罩密封口或栅栏。

（5）吸纯氧3min。

（6）拔掉固定的胶布，将气管导管气囊内气体使用注射器缓慢抽出。

（7）将患者头偏向一侧，防止误吸并保持呼吸道通畅，协助医师拔出喉罩。

（8）面罩吸氧并清洁患者面部，告知患者手术结束，鼓励其深呼吸，进行有效咳嗽。

（9）观察呼吸时有无痰鸣音，有分泌物者鼓励其咳出分泌物或将分泌物吸除干净。

（10）观察患者呼吸、血氧饱和度的变化，确定有无喉痉挛、舌后坠等呼吸道梗阻现象的发生。

（11）记录拔除喉罩的时间、病情、呼吸情况及生命体征、SpO_2。

（12）患者取舒适卧位，符合病情需要，整理床单位，用品分类处理、消毒。

（13）护士洗手。

4.注意事项

（1）妥善固定好喉罩，预防患者未完全清醒时，因躁动而致喉罩移位或非计划拔管。

（2）严格遵守吸痰原则。吸痰时，动作轻柔，每次吸痰时间小于15s，喉罩内不超过10s/次，尽量降低吸痰次数，防止反复刺激咽喉而诱发喉痉挛。如分泌物较多时，应多次、短暂吸痰，吸痰前后均需备氧。

（3）拔除喉罩前，仔细检验气囊气体有无被放空。

（4）拔除时若发生咬管情况，应待患者不咬管时再拔出。防止强硬拔除可能造成的切牙损伤。

（5）拔除喉罩后密切关注有无并发症发生，一旦发生，应协助麻醉医师及时处理。

①喉痉挛：轻者加压给氧，不能缓解者遵医嘱予肌松药、激素（如地塞米松）等，必要时气管插管。

②反流和误吸：严格掌握拔除喉罩的指征，吞咽呛咳反射尚未恢复前切勿拔

除喉罩；拔除喉罩后密切观察患者，如口、鼻腔内有呕吐物或分泌物，应将其头部偏向一侧，吸引口、鼻腔内呕吐物和分泌物。

③舌后坠：病情允许给予患者侧卧位或改变头部位置，不能缓解者放置口咽通气道。

④咽喉痛：为减轻患者不安情绪，告诉患者暂时少说话，短期内症状可恢复。

第三节　双腔支气管插管置入术、拔除术的护理配合

一、双腔支气管插管置入术的护理配合

（一）目的

（1）将双肺隔开分别通气，暂时隔离左右支气管系的呼吸，根据需要选择单侧或双侧行吸入性全身麻醉，便于及时吸引支气管内分泌物。

（2）为易于自然引流患侧肺的分泌物，可只通过健侧管腔进行单肺通气，使患侧管腔暴露于空气中。

（二）适应证

1.肺脏手术

促使痰量＞50mL的患者，如肺化脓、肺结核、支气管扩张、肺大泡等患者。手术可以预防有害物质向健侧播散及预防呼吸道梗阻。

2.支气管胸膜瘘手术

为防止因吸入麻醉药及氧气从瘘孔逸出而致麻醉无法加深。

3.肺部肿物、肺结核

对于引起大量咯血、咳痰的且需急症手术的患者，使用双腔导管一方面可保持呼吸道通畅，另一方面利于诊断出血、咳痰的位置。

4.其他胸腔内手术

如食管癌根治术，为确定套囊的裂隙位置，插完管后应立即使用纤维光束支气管镜检查。

（三）护理配合

1.评估

（1）了解手术方法，患者病史、身高、体重、性别等。

（2）有无高血压病、心脏病、呼吸系统疾病等并发症。

（3）判断气管插管的难易程度。

2.准备

（1）护士准备：着装整洁，洗手，戴帽子和口罩。

（2）患者准备如下。

①认真填写手术安全核查表，共同确认患者身份、手术方法、手术部位、知情同意等内容。

②协助患者取仰卧位，并做好安全保护。

③心理护理：为了患者能更好地适应麻醉机，配合麻醉，告知患者手术方式、全身麻醉的特点及麻醉苏醒期可能出现的不适，减轻其紧张情绪，提高其对麻醉的耐受力和配合程度。

④建立良好的静脉通道，为增加血容量，在诱导之前静脉快速补充适量液体。

⑤连接心电监护并监测患者生命体征、SpO_2。

（3）用品准备如下。

①提供型号合适的双腔支气管导管：评估患者手术部位、身高、性别，根据麻醉医师的要求选择。通常成年男性采用37/39F导管，女性采用35/37F导管，14岁左右、体重35kg左右的患者可选用28～30F导管。无论男性还是女性，如果患者身高170cm，应将双腔管尖端与门齿间的距离控制在29cm。每当身高增或减10cm，双腔管即相应增或减1cm。

②纤维支气管镜：调好焦距，并调整光源亮度后备用。

③检验导管有无破损、套囊是否破损漏气，配合麻醉医师将双向转接口与"Y"型接口进行连接，确保各接头处紧密、两腔通畅。将导管芯置入双腔管

内，弯曲双腔管至所需角度，导管前端、纤维支气管镜镜片表层涂以水溶性润滑剂。

④一般用物：性能良好的监护仪、麻醉机及负压吸引装置、气管内插管用物、双腔管专用吸痰管、止血钳（用于夹闭单侧气管导管）、牙垫、水溶性润滑剂、胶布等。

⑤根据麻醉医师要求，遵医嘱备齐各类药物，如静脉麻醉药、肌松药、阿片类镇痛药、非阿片类镇痛药以及急救药品等。

（4）环境准备：室温调节在20～25℃，房间清洁、舒适，光线充足。

3.护理配合

（1）面罩高流量给氧5min。

（2）遵医嘱协助静脉诱导：推注药物时，严格控制用药剂量，在缓慢推注的同时，严密观察患者生命体征、肌肉及神志变化。

（3）气管插管时的护理：准备插管时，护士需先将患者头后仰，置其口、咽、喉轴位于同一直线；然后为充分暴露声门，需配合麻醉医师按压患者环状软骨；置入喉镜后，护士需将润滑过的双腔管递予麻醉医师；等导管顶端通过声门后，迅速配合麻醉医师退出管芯。插管过程中，需密切关注患者血压、心率的变化，如有异常，立刻通知麻醉医师并协助处理。

（4）配合麻醉医师使用吸痰管通畅法、呼吸音听诊法及纤维支气管镜检验法对双腔管位置进行准确定位：插管后先往气管套囊内注气，正压通气。若双侧呼吸音正常，气道无漏气，提示位置放置正确，再将支气管套囊注气，双肺呼吸音同注气前；夹闭一侧导管后，同侧呼吸音消失，对侧呼吸音正常，提示达到良好的肺隔离效果。若是支气管套囊注气后、单侧肺行通气时，左右肺均有呼吸音，说明导管置入的深度过浅；如气管套囊注气后，双肺闻及单侧肺呼吸音，气道压高达40cmH$_2$O以上，说明导管置入的深度过深，应适当调整。当双肺通气正常，气道压<35cmH$_2$O，即配合麻醉医师放入牙垫，并用35cm长的胶布妥善固定导管。

（5）安置手术体位前，记录导管于门齿处的刻度；移动患者身体、头部时，应和导管同步移动，防止头部后仰或过度扭曲；安置体位后，须即刻观察导管管道于门齿处的刻度。为防止导管移位，需配合麻醉医师再次使用纤维支气管镜检查、使用呼吸音听诊法行胸部听诊。

（6）配合麻醉医师将双腔管套囊充气，保持适当的囊内压，通常需在气管套囊内充5～8mL空气，缓慢将套囊内按有效密封需要的最小气流量注气，支气管套囊充气不应超过2～3mL；安置体位时，轻柔地移动患者头部；手术过程中为估计气囊有无漏气及漏气程度，须经常通过触摸套囊测试气囊压力。

（7）麻醉维持期护理

①护士需严密观察SpO_2，配合麻醉医师监测气管压力；为预防气管压力增大、缺氧导致的低氧血症及代谢紊乱等并发症，保持呼吸道顺畅，需根据患者情况定期吸痰。

②为避免术后肺不张，护士需密切关注手术进度，关胸后尽快连接胸腔闭式引流，配合麻醉医师及时膨肺排气。

③护士需严密观察呼吸道有无分泌物并立即吸除干净，配合麻醉医师做正确处理；及时配合麻醉医师在进胸前、分离支气管前后、张肺排气前，清除导管内分泌物。

4.注意事项

（1）插管时，导管放入口腔后，避免近端的气管套囊被牙齿划破而漏气。

（2）对支气管壁异常的患者慎用双腔管。

（3）选择合适型号的双腔管。

（4）保证导管位置正确。

（5）防止支气管套囊过度充气，导管套囊内压>25mmHg可压迫气管黏膜导致血流阻力增大而引起局部缺血。

（6）变换体位时，放松支气管套囊，重新听诊双肺呼吸音及单侧呼吸音。

（7）每次调整导管位置时，均应将套囊放气，再予动管，以免造成损伤。

（8）右侧双腔支气管置管时，必须确保右上肺通气良好。

（9）患者置于手术位后需再次确认导管位置无误。

（10）操作过程中避免暴力，防止支气管插管所引起的创伤。

（11）对于长时间留置导管的患者，需定期吸痰，并且保持气管湿化，防止痰液过多或痰痂形成，吸痰压力设置为40～53.3kPa，吸痰前应先用水溶性润滑剂润滑吸痰管。

（12）麻醉机或呼吸机活瓣失灵，或管道脱落或呼吸机湿化水在管道内凝结过多而阻塞气管或其他机械因素均可引起气道阻塞。及时发现并给予处理，这一点非常重要。

二、双腔支气管插管拔除术的护理配合

（一）目的

结束机械通气。

（二）适应证

（1）手术结束停止麻醉后，肌松药物作用完全代谢。

（2）生命体征稳定，无活动性出血，循环系统功能稳定，暂无再次手术指征。

（3）咳嗽、吞咽反射恢复，呼吸道通畅，无喉头水肿、喉痉挛等气道狭窄的表现。

（4）呼吸频率、节律、深度、潮气量恢复至术前水平，双肺呼吸音正常，脱离呼吸机吸空气5～10min，血氧饱和度＞94%。

（5）呼唤患者：能应答，能皱眉、睁眼。

（6）吸氧浓度＜40%时，动脉氧分压（PaO_2）＞60mmHg。

（三）护理配合

1.评估

（1）符合拔管指征。

（2）患者的病情、意识、合作程度。

（3）听诊双肺呼吸音，有无哮鸣音，是否需要使用纤维支气管镜吸痰。

2.准备

（1）护士准备：着装整洁，洗手，戴帽子和口罩。

（2）物品准备如下。

①麻醉机呼吸回路、储气囊密闭性均良好，面罩。

②吸引装置性能良好，按照患者年龄调节负压。

③挑选型号合适的吸痰管和双腔管专用吸痰管。

④口咽通气管、10mL注射器、手套、生理盐水、纱布。

⑤急救药品、拮抗药及气管插管用品。

（3）患者准备如下。

①检查监护导联有无脱落。

②根据麻醉医师要求和患者情况，给予拮抗药。

③协助患者取仰卧位或半卧位，根据患者意识程度及配合程度，适当约束四肢。

④心理护理：对于清醒患者，告知手术已结束及操作目的及配合要点。

（4）环境准备：避免噪声，保持安静，维持室温在20～25℃，室内清洁、舒适，光线充足。

3.护理配合

（1）核对医嘱及患者。

（2）再次检查供氧装置及负压吸引装置性能是否良好。

（3）记录患者血压、心率、呼吸频率、血氧饱和度。

（5）吸纯氧3min。

（6）按患者呼吸节律辅助膨肺3次，使肺充分膨胀。

（7）配合麻醉医师先将双腔管末端分泌物吸除干净，再吸除上呼吸道分泌物。

（8）拔掉固定的胶布，保留牙垫，用注射器将双腔气管导管的2个气囊内气体缓慢抽出。

（9）将吸氧管置入导管，保持吸氧的同时，在患者呼气时快速拔管。

（10）面罩吸氧，鼓励患者拔管后行深呼吸及有效咳嗽，保持头侧位，避免误吸。

（11）利用保留的牙垫，防止牙关紧闭，吸引口、鼻、咽腔分泌物。

（12）清洁患者面部，拔除气管导管后使用面罩继续吸氧。

（13）听诊双肺呼吸音，并与术前比较。观察患者呼吸、血氧饱和度、口唇颜色的变化，有无喉痉挛、舌后坠等呼吸道梗阻现象发生。

（14）记录拔管时间、拔管后患者的病情、呼吸情况及生命体征。

（15）患者取半卧位，有利于胸廓的自由扩张和引流，整理床单位，用物分类处理、消毒。

（16）护士洗手。

4.注意事项

（1）对于肥胖、颈短、术前有困难气管、多次气管插管或分泌物较多的患者，宜在患者完全清醒后再行拔管，并在拔管前做好再次插管的准备。

（2）患者合并有脑梗死、严重的心律失常、心脏病、高血压、哮喘等疾病时，宜行舒适拔管，防止诱发或加重原发病。

（3）妥善固定好患者，保证患者安全，防止患者未完全清醒下因不适引起躁动或本能的拔管动作所致的坠床。

（4）严格遵守无菌操作原则。拔管前，先使用水溶性润滑剂润滑双腔管吸痰管前端，吸净双腔管末端痰液后，再更换普通吸痰管吸出鼻腔、口腔内分泌物，尽量缩短吸痰时间，气管内操作时间每次不超过15s，动作轻柔，严密观察患者呼吸、血氧饱和度、心率、血压的变化；在吸痰前后予患者纯氧吸入1～2min，或储气囊加压给氧3～4次。

（5）拔管前仔细检查两个套囊的气是否都已放空。双腔管刺激性大，易引起血压升高、心率加快，严重者还会引起心律失常。拔管前可遵医嘱使用瑞芬太尼、地佐辛等麻醉药减少刺激。

（6）传统的拔管方法是将吸痰管伸入导管内，边拔导管边吸引。现在认为这种方法会降低肺内氧浓度，可诱发喉痉挛。

第四节　困难气道插管置入术、拔除术的护理配合

一、困难气道插管置入术的护理配合

（一）目的

同气管导管置入术。

（二）适应证

（1）面罩通气困难：麻醉医师在使用面罩给予纯氧与正压通气的过程中发生缺氧、通气不足，使麻醉前SpO_2大于90%的患者无法维持SpO_2在90%以上。

（2）直接喉镜插管困难：

①在一般普通喉镜直视下无法暴露声门的任一部分。

②在一般普通喉镜直视下插管3次以上仍然失败或插管时间＞10min。

（3）逆行导管引导插管法：颈部或下颌关节僵硬、牙关紧闭的患者。

（三）护理配合

1.评估

（1）病史：手术麻醉史、气管附近手术外伤史及困难气管的病史，有无喉鸣、打鼾、鼻出血史；对患者体形、头颈部的全面观察，有无睡眠呼吸暂停综合征、头颈部放疗史。

（2）一般体检：

①有无肥胖、门齿前突或松动、小下颌、颈短粗、颞颌关节强直。

②有无舌、口腔、颌面、颈部病变及气管移位。

③拟经鼻插管者，需检查鼻道通气情况及有无鼻部病变。

（3）特殊检查：气道的评估。

①咽部结构分级：困难气道的分级与困难气道程度成正比。

②张口度：牙齿间距＜2cm无法置入喉镜，＜1.5cm无法使用喉镜进行气管插管。

③牙列：上门齿外露过多，上下齿列错位、小下颌、义齿都有插管困难的可能。

④甲颏间距：＜6cm或者小于三横指的宽度，意味着气管插管困难。

⑤下颚前伸幅度：下颚前伸时上下门齿无法对齐，提示插管可能困难。

⑥头颈活动度：头后仰不足80°提示插管操作困难。

⑦喉镜暴露分级：分级为Ⅲ级以上提示插管困难。

2.准备

（1）护士准备：着装整洁，洗手，戴帽子和口罩。

（2）患者准备如下。

①心理护理：可预测的困难插管要求患者行清醒插管，术前与患者进行有效交流，告知其气管插管可能导致的不适及处理方案，帮助患者做好心理准备。

②术前为有利于局部麻醉药喷雾，可使用颠茄类药品，保证黏膜表面干燥。

③接心电监护，监测患者呼吸、氧饱和度、心率和血压。

④根据麻醉医师医嘱插管前30min监测血气情况。

⑤术前纯氧吸入10min，尽量维持较高的血氧饱和度，以保证插管的安全性。

⑥建立有效的静脉通道，连接好两个三通管，提供快速有效的静脉通路。

（3）物品准备如下。

①插管物品同气管内插管置入术物品。

②气管切开包。

③非急症气管工具：常规喉镜和各种型号镜片的可视喉镜、管芯类、喉罩、光棒、视可尼喉镜、纤维支气管镜辅助插管等。

④急症气管工具：面罩，急救时必备物品。喉罩：可用于急症和非急症气管。食管–气管联合导管，可快速将导管置入咽喉下方。无论进入的是气管还是食管，均是可进行有效通气的工具，不需要使用辅助工具。

⑤药品：一般药品同气管内插管置入术药品。准备好各种急救药品，如地塞米松、阿托品、氨茶碱、盐酸肾上腺素肌松拮抗药等。

（4）环境准备：调节室温在20～25℃，环境洁净、舒适，光线充足。

3.护理配合

（1）一般护理配合同气管内插管置入术护理。

（2）准备完毕，麻醉医师将面罩取下，放置在口鼻下方，护士双手配合固定其头部。

（3）已知困难气管患者的处理：

①对于预计困难气管的患者，一般主张在镇静和局部麻醉下行气管插管，使患者保持清醒和自主呼吸，待插管完成后再行全身麻醉诱导。配合重点：嘱患者深慢呼吸，全身肌肉放松，无恶心、憋气等。待患者面罩吸氧储备氧后，为使患者镇静及减少分泌物、减轻咽喉反射，遵医嘱静脉推注适量的麻醉诱导药。

②配合麻醉医师做好咽喉、气管黏膜部位的表面麻醉。

③气管插管的方法：经口直接喉镜下清醒插管、纤维支气管镜或纤维可曲喉镜插管、纤维可塑心喉镜插管、逆行引导插管、喉罩、经鼻盲探插管和气管食管联合导管的应用等。

④及时提供困难气道插管辅助工具（如Magill钳、管芯、插管探条、纤维光镜）给麻醉医师，配合其顺利插管，尽可能缩短插管时间。如声门暴露困难，可递给麻醉医师Magill钳。

⑤对于气管插管困难的患者，护士在常规配合的基础上，还需站在麻醉医师的对侧。为了使声门高度降低，可用右手向下轻按患者颈部声门水平处皮肤下气管。为了便于盲探插管顺利进行，还可以将患者头部轻轻转动，协助麻醉医师找到最佳声门位置。

⑥必要时，行环甲膜和气管切开术。

（4）已麻醉患者的困难气管处理：昏迷或麻醉后困难气管患者多数由于口咽喉部肌肉松弛、塌陷而影响气道通畅，应置入口咽或鼻咽通气道。协助患者采取头后仰、托下颌等措施后，大多能保持良好的面罩通气。只要面罩通气有效，上述清醒插管的技术一般都能用于已麻醉患者的气管插管困难处理。

①应以纤维支气管镜插管或逆行引导气管插管：对于术前未预知的插管困难患者，全身麻醉下行多次常规普通插管均未成功，咽喉部多数有血性分泌物，喉头结构不清。

②采用口咽或鼻咽通气管、头后仰、托下颌等措施面罩无法通气，气管插管又失败时，可选用以下快速方法之一处理。

A.置入喉罩通气。

B.置入气管食管联合导管：插入前用水溶性润滑油对导管前端进行润滑。联合导管可以盲插，操作者用左手提起下颌和舌，用右手握持联合导管的中部，将联合管的前端插入口腔内沿咽喉部自然弯曲向下推送，直至近端的环形标志位于牙齿之间，分别用注射器充气大小套囊。通气方法：先与食管腔相接进行通气实验，如联合导管在食管里，两肺可闻及清晰的呼吸音；反之，联合导管可能进入气管内，可将通气回路与气管端相接进行通气。经气管喷射通气。

C.纤维支气管镜插管术。

D.环甲膜切开术：经皮穿刺环甲膜后，再经过扩张置入导管，连接麻醉机正压通气。

E.气管切开术：对于困难气管上述方法均告失败，需做紧急气管切开，以挽救生命。

F.插管成功后妥善固定导管。

G.协助患者取舒适体位或手术体位。

H.根据医嘱插管后30min复查血气分析。

4.注意事项

（1）麻醉前未发现气管问题的患者，在麻醉诱导时仍有可能出现困难气管。在没有充分准备的情况下，发生气管插管困难可引起严重的后果。麻醉前需认真对气管进行全面评估，并做好充分的准备。

（2）对术前已知的困难气管患者，宜在保留其自主呼吸的清醒状态下进行插管；对已全身麻醉无自主呼吸的患者插管困难时，应在面罩有效通气的情况下选择各种插管技术；对极端困难气管的患者，应及时采取应急措施。

（3）使用可视喉镜解决气管插管困难而无面罩通气困难的情况。插管时一定要借助管芯，以防止显露良好却插管失败。借助管芯插管时，注意拔出管芯的同时向下推送导管。

（4）插管过程中密切观察患者的面色、口唇颜色及呼吸情况，观察生命体征，特别是血氧饱和度的变化，若血氧饱和度<85%，应马上告知操作麻醉医师，暂时停止插管，立即给予患者面罩吸氧。要特别重视对咯血、呼吸困难和发热的观察，警惕插管引起活动性出血、气胸或肺部感染。

（5）在麻醉药的作用或在患者昏迷状态下插管，对于已发生误吸窒息者，处理重于预防。如遇紧急情况，如患者呕吐、大量胃内容物反流等，应及时发现并迅速吸出反流进入上呼吸道的胃内容物。

（6）插管后认真管理患者呼吸情况，将导管与牙垫妥善固定，保证麻醉深度，预防因躁动等各种因素引起非计划拔管。

（7）纤维支气管镜引导下的插管护理如下。

①使用前，在纤维支气管镜管外表涂以水溶性润滑剂。

②协助操作者，接电源、连接吸引器。

③插入前，先将纤维支气管镜管的远端放入温水内30s，有助于减少镜面雾气。结束后，将纤维支气管镜吸引管路内血液及分泌物，并吸引干净。

④用湿纱布擦净纤维支气管镜外表面，晾干。

⑤存放纤维支气管镜时，应避免纤维支气管镜可屈伸部分有任何弯曲，防止纤维光束折断，用纱垫保护手柄部分，放入专用盒内。

⑥2%戊二醛浸泡消毒或环氧乙烷灭菌。

二、困难气管插管拔除术的护理配合

（一）目的

结束机械通气。

（二）适应证

（1）手术结束停止麻醉后，肌力完全恢复，能做握手、抬头等指令性动作。

（2）患者意识完全清醒。

（3）生命体征稳定，无活动性出血，循环系统功能稳定，暂无再次手术指征。

（4）呼吸频率、节律、深度、潮气量恢复至术前水平，双肺呼吸音正常，脱离呼吸机吸入空气5～10min，血氧饱和度＞94%。

（5）咳嗽、吞咽反射恢复，呼吸道通畅，无喉头水肿、喉痉挛等气管狭窄表现。

（6）吸氧浓度＜40%时，动脉氧分压（PaO_2）＞60mmHg。

（三）护理配合

1.评估

（1）符合拔管指征。

（2）患者是否完全清醒，是否能够配合拔管。

（3）通过气囊漏气实验评估上呼吸道是否存在水肿，评估下呼吸道是否受到损伤或有水肿、感染或存在大量分泌物。

2.准备

（1）护士准备：着装整洁，洗手，戴帽子和口罩。

（2）物品准备如下。

①麻醉机储气囊、呼吸回路密闭性良好，面罩。

②吸引装置性能良好，按照患者年龄调节负压。

③选择合适型号的吸痰管。

④细导芯、口咽通气管、10mL注射器、手套、生理盐水、纱布。

⑤气管插管用品及急救药品、拮抗药准备齐全。

⑥气管切开包放至床旁。

（3）患者准备如下。

①检查监护导联有无脱落。

②按照麻醉医师要求和患者情况给予拮抗药，完全拮抗残余肌松作用。

③纠正患者心血管不稳定因素，保证体液平衡，保证患者的体温、内环境稳定。

④协助患者取头高位或半卧位，未禁食患者取左侧位或头低位。

⑤心理护理：告知手术已结束、操作目的及配合要点。

（4）环境准备：室温维持在20～25℃，环境清洁、舒适，光线充足。

3.护理配合

（1）核对医嘱及患者。

（2）再次评估患者是否达到拔管指征，有无活动性出血及再次手术的需要，检查供氧装置及负压吸引装置性能是否良好。

（3）记录患者血压、心率、呼吸频率、血氧饱和度。

（4）吸纯氧3min。

（5）按患者呼吸节律辅助膨肺3次，使肺充分膨胀。

（6）协助麻醉医师先利用可视喉镜吸痰，即先将气管导管末端分泌物吸除干净，再将口腔分泌物吸净。

（7）轻轻去除固定的胶布，保留牙垫，根据麻醉医师指令将细管芯沿气管导管留置气管内，用注射器将气管导管气囊内气体缓慢抽出。

（8）将吸痰管置入导管，吸痰的同时在患者呼气时快速拔管。

（9）给予患者面罩吸氧，鼓励患者拔管后行深呼吸及有效咳嗽，保持头侧位，预防误吸。

（10）吸引口、鼻、咽腔分泌物。

（11）清洁患者面部，拔除气管导管后使用面罩继续吸氧。

（12）听诊双肺呼吸音，并与术前听诊结果比较，拔管后密切观察患者呼吸、血氧饱和度、口唇颜色有无变化，有无气管塌陷、喉痉挛、舌后坠等呼吸道梗阻现象发生。如无异常，拔除细管芯。

（13）记录拔管时间、拔管后患者的病情、呼吸情况及生命体征。

（14）患者取半卧位，有利于胸廓的自由扩张和引流，整理床单位，用物分类处理、消毒。

（15）护士洗手。

4.注意事项

（1）患者必须完全清醒后再行拔管，并在拔管前做好再次插管的准备。

（2）患者未清醒前妥善固定好患者，保证患者安全，防止患者在未完全清醒下因发生躁动或本能的拔管动作而致非计划拔管。

（3）认真做好拔管前评估，避免经验拔管，呼吸道梗阻者禁忌拔管。

（4）严格遵守无菌操作原则。先将气管导管内端痰液吸净，再将鼻腔、口腔内分泌物吸净，尽量缩短吸痰时间，气管内操作时间每次不超过15s，动作轻柔，密切关注患者面色、血氧饱和度等生命体征的变化。吸痰前后给予麻醉机吸纯氧1～2min，或储气囊加压给氧3～4次。

（5）拔管前，检查套囊气是否已放空。

（6）传统的拔管方法是将吸痰管伸入导管内，边拔导管边吸引。目前认为无此必要，因为这种方法会降低肺内氧浓度，可诱发喉痉挛。

第五节　椎管内麻醉穿刺术的护理配合

一、目的

（1）使患者了解椎管内麻醉的目的，能够主动配合操作（小儿和意识丧失的患者除外）。

（2）减轻患者的心理负担。

（3）备齐物品，利于麻醉医师操作。

二、适应证

（一）硬膜外阻滞

颈部及其以下各部位的手术，疼痛的治疗、诊断，某些疾病的对症治疗，特殊情况下控制性降压。

（二）骶管阻滞

直肠、肛门和会阴部手术，婴幼儿、学龄前儿童施行腹部手术。

（三）蛛网膜下隙阻滞

下腹部、盆腔、会阴、肛门及下肢手术。

三、护理配合

（一）评估

（1）患者的病情、年龄、体重、意识状态。

（2）患者的心理状态、合作程度及对操作的理解程度。

（3）患者脊柱的活动情况及穿刺部位的皮肤情况。

（二）准备

1.护士准备

着装整洁，洗手，戴帽子和口罩。

2.物品准备

硬膜外穿刺包（或腰硬联合包）、硬膜外导管、监护仪、麻醉机、听诊器、麻醉喉镜、麻醉面罩、无菌敷料、胶布、皮肤消毒液、无菌手套、局部麻醉药物。

3.环境准备

环境洁净、舒适，室温维持在20～25℃。

4.患者准备

脱去上衣,覆盖胸前。

(三)操作过程

1.穿刺护理配合

(1)认真填写手术安全核查表,共同确认患者身份、手术方法、手术部位、知情同意等项内容。

(2)心理护理:向患者介绍麻醉医师、麻醉和巡回护士、手术室环境;解释硬膜外阻滞的目的,缓解患者的紧张情绪,获得患者的配合。

(3)检查患者的备皮、局部麻醉药过敏试验及术前用药情况,备血及禁食、禁水情况。准备消毒药品、麻醉药品、生理盐水及胶布等物品。检查麻醉机、监护仪、喉镜的性能,准备呼吸管理器械、吸引器及急救药品,以备紧急时使用。

(4)根据医嘱准备麻醉药品,认真执行"三查七对",明确标示局部麻醉药物和麻醉药品,以便与其他药物相区别。

(5)开放静脉,固定和保护好静脉穿刺针,按照医嘱输入相应液体。

(6)护士协助患者固定为穿刺体位。

①侧卧位:患者侧卧,麻醉护士应位于患者腹侧面,指导辅助患者屈躯,头尽可能向胸部屈曲,双手抱膝,大腿尽量贴近腹部,使腰背部弯曲成弧形,背部与床面垂直,尽量靠近手术台边缘,并与其平齐,以便穿刺。穿刺时,嘱患者不能咳嗽及移动身体(适用于硬脊膜外阻滞、蛛网膜下隙阻滞、骶管阻滞)。

②坐位:患者坐于手术台边缘,臀部与手术床边相齐,双手置膝,头部下垂,腰部尽量前屈,足踏板凳上。麻醉护士应站在前侧方,双手扶患者肩部,协助固定及维持体位,以防意外情况发生(适用于蛛网膜下隙阻滞又称腰麻、硬脊膜外阻滞)。

③俯位:患者胸部和头面部贴卧于手术台面,不用枕头,准备一高枕横放于骨盆下,使臀部抬起,便于操作(适用于骶管阻滞)。

(7)协助医师消毒皮肤、配制局部麻醉药品:硬脊膜外阻滞、骶管阻滞的消毒范围:两边消毒至腋中线,上下边界距离穿刺点分别大于20cm。蛛网膜下隙阻滞的消毒范围:两边消毒至腋后线,从穿刺点向上消毒至肩胛下角,向下消毒至尾椎。

（8）穿刺成功后给予无菌敷料覆盖穿刺点，硬膜外导管与接头妥善连接，使用无菌敷料包裹，将硬脊膜外导管使用5cm×20cm的胶布固定于患者背部，导管远端连接无菌注射器，置于患者肩前。

（9）恢复患者为仰卧位，整理衣服及病床单位，调整静脉输液，继续监测其生命体征。

（10）处理用物并洗手。

2.麻醉时护理配合

（1）注药前需做回抽实验，确定硬膜外导管位置正常后给予试验剂量的局部麻醉药，注药时提醒麻醉医师应用过滤器，约5min后麻醉医师测麻醉平面，护士检查患者下肢活动情况及血压是否下降，排除全脊髓麻醉后，麻醉医师可给维持剂量6~8mL。首次总量注入后7~10min，密切关注患者血压、心率等生命体征的变化，如发生异常需立即通知麻醉医师。

（2）协助麻醉医师测试麻醉平面，根据手术要求作相应的体位调整，以扩大麻醉范围。末次给药12~15min后方可手术。

（3）持续监测患者生命体征，出现异常情况，应及时报告麻醉医师，并记录。

（4）术中配合麻醉医师监测麻醉平面，平面过高可使患者出现恶心、呕吐的症状，严重时会导致呼吸困难。一旦发现恶心、呕吐，应立即将患者头偏向一侧，给予患者吸氧，并遵医嘱给予升压药，调整患者体位，必要时暂停手术，及时吸尽呕吐物，用纱布或纸巾擦净面部。如发现患者呼吸困难，应及时配合麻醉医师进行抢救，给予患者吸氧，协助医师进行气管内插管，遵医嘱给予抢救药品，实行人工心肺复苏术等。

（5）缓解患者紧张情绪，随时给予心理支持。

（6）根据麻醉药物和手术时间的不同，按照麻醉医师的医嘱经导管推入追加维持剂量的麻醉药，以延续麻醉作用。

3.术后护理配合

（1）手术结束后，做好尚未完全恢复感觉的肢体和麻醉区域的保护。

（2）对于需要放置术后镇痛泵的患者，按医嘱配置镇痛泵药液，并将镇痛泵与硬脊膜外导管连接好，防止药液漏出；如无须进行镇痛，配合麻醉医师拔除硬脊膜外导管,以无菌纱布和胶布加压妥善固定于穿刺部位。

（3）根据医嘱和患者情况,将患者送回普通病房、麻醉恢复室或重症监护室。

（4）护送患者过程中应保持输液畅通,备好急救药物、抢救设备、仪器、氧气等,以防发生意外。

（5）整理麻醉药物和麻醉用品,处置医疗废物。

4.椎管内麻醉导致的并发症及麻醉意外的抢救护理配合

（1）局部麻醉药中毒反应:中枢神经系统毒性表现有舌或口唇麻木、不安、头疼头晕、耳鸣、惊厥、视力模糊等,严重时可致呼吸停止、意识丧失等。一旦发生应立即停药,并给予面罩吸氧;同时做好安全防范工作,对肢体进行适当约束,必要时使用约束带;积极协助麻醉医师做好患者的抢救工作;遵医嘱及时使用地西泮、硫喷妥钠等药品拮抗。

（2）全脊髓麻醉:可迅速出现呼吸困难、血压下降,导致心搏、呼吸骤停,意识模糊或消失。一旦发生应立即停药,分秒必争地配合麻醉医师进行抢救工作。面罩加压给氧,配合麻醉医师行气管内置管,控制呼吸,遵医嘱使用升压药以维持循环系统功能,加快输液速度,调整合适的体位,尽早对患者头部进行降温等。

（四）注意事项

（1）仪器性能良好、配件齐全。

（2）做好安全护理,防止患者坠床。

（3）严格执行无菌操作规程。

（4）注意对药物名称、浓度、剂量、有效期进行核查。

（5）所用麻醉药pH值<8可导致麻醉药无效。配制麻醉药时,必须保证药液无碱性物质附着,确保pH值标准。

（6）注意患者保暖,避免过度暴露患者身体。

（7）穿刺过程中若发现患者生命体征异常,应立刻通知麻醉医师。

（8）穿刺部位有渗血或敷料潮湿,应立刻更换。

（9）蛛网膜下隙阻滞是指因一次性将药量注入蛛网膜下隙而致麻醉平面较快出现,所以注药后需立刻协助患者调整体位至平卧调节平面,使麻醉平面在超短的时间内控制在手术所需范围。若麻醉平面过低应调节手术台倾斜度，保持患者头低脚高，等平面固定后再协助患者调整至手术体位；但是过长时间保持头低脚高位易使麻醉平面升得过高而致发生低血压危险，所以如需使用此方法应严格控制此体位保持的时间，在此期间应密切观察患者生命体征的变化，特别是患者血压、呼吸的变化。

（10）改变体位时，注意保证患者安全，防止坠床、防止脱管。

（11）术后72h内对患者进行访视，询问患者是否发生麻醉并发症，如腰痛、硬膜外血肿、穿刺部位感染、尿潴留、肢体活动障碍或局部感觉异常等。如有问题，及时向麻醉医师汇报，并做出对症处理。

（12）术后告知患者及家属注意事项。蛛网膜下隙阻滞麻醉的患者术后回病房后，护士应向家属及本人说明由于手术刺激及麻醉性镇痛药的作用，可能对患者肠蠕动有一定影响，因此需要禁食禁饮至肠蠕动恢复，去枕平卧6h，如有情况应及时通知医师和护士。

第六节　神经阻滞术的护理配合

一、目的

暂时阻滞神经的传导功能，达到手术无痛的目的。

二、适应证

主要取决于手术范围、手术时间以及患者的精神状态及合作程度，只要阻滞的区域和时间能够满足手术的要求，神经丛阻滞麻醉可单独应用或作为辅助手段。

三、护理配合

（一）评估

（1）目前患者的病情、意识状态，有无高血压、心脏病等，治疗情况、注射部位的皮肤情况等。

（2）患者的心理状态、合作程度。

（3）患者既往是否使用过局部麻醉药，有无不良反应、过敏反应及反应的程度。

（二）准备

1.护士准备

着装整洁，洗手，戴帽子和口罩。

2.患者准备

（1）患者麻醉前禁食多8h，术前1天行全身皮肤清洁。

（2）认真填写手术安全核查表，共同确认患者身份、手术方法、手术部位、知情同意等项内容。

（3）心理护理：向患者介绍麻醉医师、麻醉护士和巡回护士、手术室环境，解释局部麻醉的目的、麻醉过程，缓解患者紧张情绪，指导患者配合麻醉穿刺。

（4）检查麻醉前用药情况，因为在神经阻滞麻醉时，局部麻醉药浓度较高、用药量较大。巴比妥类和苯二氮䓬类镇静剂可提高机体对局部麻醉药的耐受性。

（5）建立上肢静脉通道，为保障麻醉和抢救时能快捷方便地用药、补液，使用静脉套管留置针及三通或万通接头。

（6）麻醉开始前测量和记录首次心率、血氧饱和度、呼吸、血压，观察生命体征是否平稳。

3.物品准备

（1）麻醉器械、设备、耗材准备：

①常用物品：监护仪、多功能麻醉机、听诊器、麻醉面罩、呼吸回路、型号合适的吸痰管、口咽通气管。吸引装置、氧气源。

②穿刺用品：皮肤消毒液、无菌敷料、穿刺针、注射器、连接导管、神经刺激仪。

③抢救用品：简易呼吸囊、气管导管、喉镜等气管内置管用物。

（2）药品：局部麻醉药（0.75%丁哌卡因、1%罗哌卡因、2%利多卡因等）、抢救药品（麻黄碱、肾上腺素、阿托品等）。

4.环境准备

环境洁净、舒适，室温维持在20～25℃。

（三）护理配合

（1）与手术医师、麻醉医师共同对患者身份和拟行手术方式及手术肢体进行核查。

（2）协助麻醉医师摆放麻醉体位。

①臂神经丛阻滞采用锁骨上阻滞法时，患者取仰卧位，双臂靠身体平放，头转向对侧，肩下垫一小枕。

②采用腋路阻滞法时，协助患者取仰卧位，将其上臂外展90°及前臂屈曲90°，充分暴露腋窝（采用此法协助患者将准备行麻醉侧上肢的衣服脱下，使患者上肢自然高举过头顶，露出腋窝及消毒区域，将腋毛用备皮刀剃除干净）。

③辅助颈神经丛阻滞的患者取仰卧位，去枕并且头偏向对侧。

（3）贴电极片的位置：将电极片贴于阻滞神经区未发生过敏、破损的皮肤上，尽量贴于有利于操作的患肢远端。贴好后观察心电图波形是否正常，保证电极片接触良好。

（4）将记号笔传递给麻醉医师，标示穿刺具体位置。

（5）打开无菌包，递给麻醉医师灭菌手套。麻醉医师消毒穿刺部位皮肤，直径为15～20cm，铺消毒孔巾或治疗巾，做好神经阻滞麻醉穿刺操作的配合，保持和患者的交谈，嘱患者有异感时及时诉说，但不要随意移动，以免突然改变体位而发生危险，同时重视监护仪报警，严密观察患者的各项生命体征。

（6）根据医嘱准备麻醉药物，认真执行"三查七对"。局部麻醉药物和麻醉药品明确标示，区别于其他药物。医师抽取药物时，要向其报告药品名称和浓度。

（7）穿刺成功后，使用无菌透明贴膜将导管固定牢固，使用无菌敷料包裹导管外接口，以利于术后分次给药。

（8）施行麻醉后，患者自身保护性反射、部分知觉丧失，肌肉松弛，自身调节能力丧失，配合麻醉医师共同摆放好患者体位，保持呼吸道畅通，维持循环系统功能稳定。注射麻醉药后30min内密切观察患者生命体征是否正常，询问患者有无不适，约束患者，防止坠床。

（9）协助医师测定麻醉效果。密切观察患者病情及生命体征、瞳孔的变化，并记录于麻醉单上。

（10）连续监测心电图、心率、血压、呼吸、血氧饱和度，每10～15min记录1次。

（11）给予患者面罩吸氧，流量为4～5L/min。

（12）根据医嘱、患者情况、手术情况、所用药物和手术时间，决定是否追加局部麻醉药物。

（13）如出现意外情况，应立即参加抢救，并将抢救措施记录于麻醉单上，观察并发症及护理。

①臂神经丛阻滞麻醉常见并发症：气胸，处理方法依气胸严重程度及发展情况而采取不同的措施。小量气胸可继续密切观察，一般多能自行吸收；大量气胸（一侧肺受压容积＞30%），伴有呼吸困难时需立即行胸腔闭式引流或将胸腔气体抽出。出血及血肿，局部压迫止血。

②颈神经丛阻滞麻醉常见并发症：高位硬脊膜外麻醉及全脊髓麻醉，指药液误入硬脊膜外间隙或蛛网膜下间隙，应注意观察麻醉平面及患者的呼吸情况。膈神经麻醉：注意患者有无胸腔及潮气量减少的表现，如出现膈神经阻滞，应及时给予其面罩吸氧，并辅助呼吸。喉返神经阻滞：患者声音嘶哑或失声，严重时会出现呼吸困难，应予其辅助呼吸。霍纳综合征：阻滞的一侧瞳孔缩小、眼睑下垂、眼结膜充血、面部发红、无汗及鼻塞。药物半衰期过后，症状可自行消失。

③椎动脉损伤引起的血肿：患者发生惊厥时，应做好约束保护，避免发生意外损伤。

（14）根据医嘱和患者情况，确定将患者送至麻醉恢复室或重症监护室或普通病房。

（15）护送患者过程中，应备好抢救药物、抢救设备、仪器、氧气等，以防发生意外。

（16）与麻醉恢复室、重症监护室或普通病房的值班护士交接手术患者，并交代麻醉术后的注意事项。

（17）整理麻醉药品和麻醉物品，处置医疗废物。

（18）护士：洗手。

（四）注意事项

（1）对于穿刺部位有感染、肿瘤、严重畸形和局部麻醉药过敏者，禁忌神经阻滞。

（2）神经阻滞多为盲探性操作，为了能让患者及时说出穿刺针在触及神经干时的异感和辨别异感放射的部位，所以需要患者保持清醒状态合作。

（3）皮肤护理：尽量预防骨突出部位出现皮肤受压（如消瘦、手术时间较长的患者可在受压处皮肤下垫海绵垫或褥疮贴）、神经损伤。

（4）注意妥善固定患者四肢，避免术中和麻醉恢复期患者肢体不自主地活动导致不良后果。

（5）注意保暖，防止低体温。

（6）为更好地协助麻醉医师处理术中发生的并发症和及时抢救，护士应熟练掌握监护仪的使用方法，熟知各类抢救药品的特点及使用方法、剂量。

第七节　有创血压监测术的护理配合

一、目的

（1）提供准确、可靠和连续的动脉血压数据，有助于判断患者的心肌收缩功能、心排血量、血容量以及外周血管阻力。

（2）通过动脉置管采集血标本。

二、适应证

（1）多脏器功能衰竭及严重创伤等各种因素导致循环不稳定的患者。

（2）心脏大血管手术的患者、心肌梗死和心力衰竭抢救时。

（3）各类休克患者。

（4）急性呼吸衰竭需多次抽取动脉血标本行血气分析的患者。

（5）低温麻醉和控制性降血压的患者。

（6）不能行无创测压的患者。

三、护理配合

（一）评估

（1）患者的病情、年龄、体重、意识情况及配合程度。

（2）患者的体温、出凝血功能。

（3）选择测压的途径：桡动脉（为首选途径）、股动脉、足背动脉、肱动脉、尺动脉。其他如新生儿抢救可经脐动脉置管。

（4）术侧远端肢体动脉的搏动情况、皮温、颜色。

（5）监护仪、压力配件、压力传感器的性能情况。

（二）准备

1.护士准备

着装整洁，洗手，戴帽子和口罩。

2.物品准备

（1）器材与仪器：测压装置，包括配套完整的测压管道系统、液体加压袋和肝素稀释液等。压力监测仪，包括压力换能器（还需有感应装置和显示器）或弹簧血压计、动脉导线、动脉检测模块等。

（2）其他：选择合适的穿刺套管针，准备无菌穿刺包、胶布、托手板、小方枕、固定带、透明贴膜、皮肤消毒液、2～4U/mL肝素盐水预充装置、2%利多卡因。

3.患者准备

（1）核对患者信息。

（2）向患者解释操作目的、方法、配合要点和操作过程中的注意事项，消除其紧张情绪。

（3）动脉测压前应常规检查侧肢血供，常用Allen试验。协助患者抬高穿刺侧的前臂，护士双手拇指触及桡、尺动脉后，嘱患者做3次握拳及放拳动作，然后拇指按压桡、尺动脉以阻断动脉血流，待手部变白后平放患者前臂，接着停止按压尺动脉，监测按压手部由白转红的时间，正常<5～7s，平均3s；8～15s为Allen试验可疑，>15s提示患者供血不足，通常>7s即Alien试验阳性。一旦确定，应避免在此处进行桡动脉穿刺。

（4）脱去患者上衣，覆盖胸前，外展准备行穿刺的一侧上肢。

4.环境准备

环境洁净、舒适，室温维持在20～25℃。

（三）护理配合

（1）患者取平卧体位，穿刺上肢外露，腕部垫高3～4cm并固定。

（2）穿刺点皮肤消毒，消毒直径>5cm。

（3）压力传感器连接注射用生理盐水、排气；传感器接头与压力电缆线对接，归零位，待用。

（4）在不影响操作的位置打开无菌穿刺包外包装。

（5）协助医师进行动脉穿刺。

（6）动脉穿刺成功后，将穿刺针与压力传感器进行连接。

（7）给予无菌敷料覆盖患者穿刺部位，妥善固定动脉穿刺针。

（8）穿刺成功后，观察监护仪上描记的动脉压力波形与数值，记录动脉压力数值，若发现异常应及时通知麻醉医师。圆钝波波幅中度降低，上升和下降支缓慢，顶峰圆钝，重搏切迹不明显，见于收缩功能低落或血容量不足。不规则波波幅大小不等，期前收缩波的压力低平，见于心律失常患者。下降支缓慢且坡度较大，舒张压偏高，见于主动脉瓣狭窄者。主动脉瓣关闭不全和高血压患者，高尖波波幅高耸，重搏切迹不明显，上升支陡，脉压宽，舒张压低。低血压休克和低血排综合征的患者表现为低平波的上升与下降支缓慢，波幅低平，重度低血压。

（9）严密观察监护仪上的压力曲线，如有异常情况需立刻检查穿刺套管，查找原因。通常多因留置套管管内堵塞或留置套管曲折、滑脱而引起。如穿刺套管无异常，需考虑患者自身病情有无发生变化。

（10）为了避免管道滑脱导致动脉大量出血，需经常关注穿刺点附近有无肿胀、出血。

（11）协助患者穿衣，取舒适体位，妥善固定压力传感器，保持管道通畅；整理床单位，用物分类处置。

（12）护士：洗手。

（四）注意事项

（1）患者注意保暖，避免过度暴露身体。

（2）穿刺前紧密连接动脉测压管，并妥善固定，避免连接处松脱而致动脉大量出血。

（3）穿刺过程中禁止患者上肢活动。

（4）注意观察病情，必要时给予患者吸氧、心电监测。

（5）压力传感器归零时，关闭连接患侧三通，然后使之与大气相通，按下监护仪上传感器归零键，监护仪显示归零完成，显示数值为零。每次体位变动时，均需重新调零。

（6）检查压力传感器是否与腋中线第4肋间同一水平。

（7）各个接头连接紧密，防止漏液，排气完成，避免空气栓塞；需将加压袋压力控制在200～300mmHg。压力过低时，会引起动脉置管内回血，导致严重后果。

（8）保持动脉测压管通畅。经常使用肝素稀释液冲洗，为避免过量输注肝素液而造成凝血功能障碍，需严格控制肝素稀释液输入量；测压期间一旦发现套管内有血凝块，需立即将血凝块抽出，疏通套管，严禁向血管内推注液体而致血凝块被推注进入体内，严禁从动脉给药。

（9）抽取血样时，为了防止因血液稀释而造成检测结果的不准确，需先抽取管道中的全部液体后才能取血留用。病重的患者和小儿患者需要经常进行检测，为了不让患者过多丢失血液，抽血时可应用2个注射器，抽取血标本前先抽取5mL血液，等留取标本后，再将开始抽取的5mL血液注回动脉内。此法可得到准确的检测结果。抽取血液的过程中，避免动脉血管内进入空气，防止动脉内发生气栓。

（10）预防动脉栓塞形成。注意无菌操作，为了减少对动脉壁的损伤，需防止多次或反复在同一部位进行穿刺或置管，连续或经常用肝素稀释液冲洗，套管针不宜太粗，避免在末梢循环不良的部位进行穿刺，监测中如发现末梢循环转差时，需即刻拔出套管。

（11）预防感染。严格按无菌技术进行各项操作。使用过的穿刺针、三通及万能器、连接管等一次性物品不得重复使用。用无菌透明敷贴覆盖置管处，用无菌治疗巾包裹三通和万能器且妥善安置，定期更换治疗巾，避免污染；经常查验穿刺部位有无发生肿胀、渗血等情况。待循环稳定后或手术快结束时，立即拔除动脉留置套管，留置时间尽量小于4d。

（12）监测动态血压过程中，如感觉动脉血压的数值不准时，可进行多次测压及查验。检查传感器的塑料盖内是否充满液体且有无气泡，管道之间的连接是否正确。为避免回血及血液凝固，按需冲洗装置和持续冲洗装置，每30～60min冲洗管道1次，加压袋的压力维持在200～300mmHg。经常观察压力传感器的高度是否与右心房水平平齐，如发现异常应及时调整。在取数值前需先校零及密切观察监护屏幕上的压力波形。波形平滑、匀称，说明数值准确，可以取值。掌握三通开关的正确使用方法，取值时压力传感器应与动脉留置套管相通，而与冲管液和大气关闭。可与患者同侧上臂测量的无创血压进行比对。

（13）麻醉复苏期需做好测压肢体的固定，必要时以约束带约束四肢，避免因患者烦躁而致穿刺针头滑脱或连接的管道脱落。对躁动患者应遵医嘱给予适量镇静剂。

第八节　深静脉穿刺术的护理配合

一、目的

（1）检测血容量（心脏前负荷）与右心功能。

（2）为控制输液速度和输液量提供参考指标。

二、适应证

（1）严重创伤、各类休克及急性循环衰竭等需要接受大量快速输血、输液的危重者。

（2）各类大中型手术，特别是心血管、腹部及脑部的大型手术患者。

（3）需监测中心静脉压的患者。

（4）需肺动脉导管置入和监测的患者。

（5）经静脉心内起搏的患者。

（6）外周静脉因硬化、塌陷导致穿刺困难者。

（7）需反复进行血液采样的患者。

三、护理配合

（一）评估

（1）患者的病情、年龄、体重。

（2）需置入导管的类型、用途。

（3）根据患者颈部活动的情况和合作程度，选择穿刺途径，有经颈内静脉、锁骨下静脉、颈外静脉或股静脉四种穿刺途径。

（4）对于穿刺部位皮肤感染者、凝血功能严重异常者，禁止穿刺。对于剧烈咳嗽、心力衰竭、重度肺气肿的患者，尽量避免选择锁骨下静脉进行穿刺。

（二）准备

1.护士准备

着装整洁，洗手，戴帽子和口罩。

2.物品准备

（1）装置：测压装置可采用换能器，也可选择简易的测量装置（水柱法或弹簧表）进行测量。

（2）中心静脉导管、无菌敷料包、无菌手套、无菌持针钳、无菌角针与缝线、皮肤消毒液，协助打开中心静脉穿刺针及各种无菌物品。

（3）其他输液管、0.9%氯化钠注射液100mL1瓶，0.9%氯化钠注射液10mL2支，2%利多卡因5mL 2支，肝素注射液（1.25万U）1支，胶布、小方纱、砂轮、小枕等。

（4）静脉输液装置排气后待用。

3.患者准备

（1）给予其心理护理，向患者讲解置管的目的、作用、配合技巧及注意事项，争取患者的合作，减轻患者的紧张情绪，对不能合作的患者应适当约束四肢。

（2）协助患者取平卧位，脱去上衣，覆盖胸前，肩部垫薄枕。

4.环境准备

室内洁净、舒适，室温维持在20～25℃，符合无菌操作要求。

（三）护理配合

（1）协助患者摆放体位：选择锁骨下静脉、颈内静脉进行穿刺时，通常使用头低肩高位（将枕头垫于肩下），或使用去枕侧头平卧位。如患者情况特殊，可取半坐位；选择股静脉进行穿刺的患者采用平卧位，下肢伸直且稍外展。

（2）在不影响操作、适宜的位置打开无菌穿刺包外包装，配合麻醉医师打开中心静脉穿刺针及各种无菌物品。

（3）将皮肤消毒液置于无菌容器内。

（4）协助麻醉医师戴手套、铺治疗巾，抽吸局部麻醉药品和注射用生理盐水。

（5）配合麻醉医师检查中心静脉导管是否通畅。

（6）当麻醉医师退出引导钢丝回抽血液通畅时，给予持针钳、角针、缝线。麻醉医师用缝线固定中心静脉导管于皮肤，无菌敷料贴覆盖穿刺口。

（7）中心静脉导管连接肝素后，连接静脉输液装置，遵医嘱调整输液滴速。

（8）穿刺过程中，严密观察患者的生命体征，穿刺口有无渗血、皮下血肿，有无血气胸；听取患者主诉。

（9）记录导管置入长度。

（10）辅助患者将衣服穿戴整齐，取舒适体位，交代相关注意事项，整理床单位，用物分类放置。

（11）保持导管通畅。导管阻塞的原因如下：未按时封管或封管方法不当，患者的血液呈高凝状态，甘露醇、脂肪乳、化疗药等特殊药物在输液过程中易导致导管内血液回流，从而使血液凝集形成血栓，非配伍禁忌药品输完后未用生理盐水进行冲洗，残留药物沉淀于导管造成堵塞。

（12）用于监测中心静脉压需观察中心静脉压力波形。α波抬高或扩大，见于心脏负荷过重的疾病，如缩窄性心包炎、心脏压塞、肺动脉高压及慢性左心心力衰竭，还可见右心力衰竭、三尖瓣狭窄和反流；v波抬高和扩大，见于三尖瓣反流，心脏压塞心舒张期时v波和α波均抬高、扩大，右心房压力波形明显，y波缩短甚至消失，但x波突出。但缩窄性心包炎的x波和y波波形都很明显，呼吸时CVP波形：患者自主呼吸，呼气时压力波幅升高，吸气时则下降；机械通气时，CVP波形因呼吸变化而变化的幅度更大，血容量不足时变化尤为显著。

（13）如要停止输液，需使用注射器抽吸150mL生理盐水及含2mg肝素的稀释液2mL进行正压封管，先推注肝素稀释液1mL，然后在推注余量的同时，退出头皮针，头皮针拔除后，立即将留置针外面软管夹闭。

（四）注意事项

（1）严格遵守无菌技术操作原则，防止感染。

（2）注意核对局部麻醉药品的名称、浓度、剂量、有效期。

（3）成人从穿刺点至上腔静脉右心房开口处深度约12cm。

（4）婴幼儿行深静脉穿刺置管术，需在穿刺前诱导全身麻醉，待患儿对针刺无反应时开始行深静脉穿刺置管术。超声引导下行婴幼儿深静脉穿刺置管术，穿刺成功率可明显增大，且可减少并发症的发生。

（5）注意静脉输液装置完全排气，导管需连接紧密，防止导管松开、脱落或气体进入而造成肺动脉栓塞等严重后果。牢固固定导管，定时查验导管的深度，避免导管脱出或推入。

（6）预防气栓：为避免中心静脉不与空气相通，开口尽量低至心脏水平以下，穿刺和更换输液器时需协助患者采取头低位，穿刺期间嘱患者勿深呼吸及咳嗽，导管或接头松脱时，需马上将其接上或暂时将导管头端密闭。

（7）穿刺后避免体位改变而引起导管移位，操作过程中需持续监测心电图，并密切观察有无发生心律失常。一旦发生应立即通知麻醉医师，并将导管退出1～2cm。

（8）注意观察病情，必要时给予患者吸氧、心电监护。

（9）穿刺口如有渗血需立即更换敷料，并报告医师。

（10）对于长期置管的患者，需注意持续输注液体及定时使用肝素稀释液进行冲洗，防止血栓形成和发生栓塞。

（11）液体满足足够高度且导管无压迫、弯曲。若导管输液不畅或确定阻塞时，应使用抗凝剂先行抽吸，见有血块吸出后再推注抗凝剂。为避免血块栓塞的发生，切勿用力加压冲管，更不能采用导丝进行通管而将血块直接推入血管中。

（12）监测压力注意事项如下：病情需要时应立即进行测量，测压管道应保证畅通，防止导致结果出错。通畅的标志：回血良好、测压管液面会随着患者呼吸而上下波动；患者使用呼吸机辅助呼吸，需选择吸气正压或呼气末正压时，胸膜腔内压增大，易干扰中心静脉压数值，测压时按照患者当时情况可暂且脱离呼吸机；患者出现咳嗽、呕吐、躁动不安及进行吸痰操作时需平静10～15min后再行测量，否则会影响中心静脉压的数值；测压通路如遇输血时，应在测压之前将内含生理盐水的10mL注射器通过连接三通对管内的血液进行冲洗，冲净之后再行测压；使用中心静脉导管测量中心静脉压时，中心静脉导管应专用，尽量不要在导管内输注药物，以免测压时引起病情变化。

（13）拔出中心静脉导管后，穿刺点处至少需按压5min，并观察穿刺点有无出血或局部有无血肿形成。

（14）注意保暖，避免过度暴露。

第五章　麻醉恢复室患者的护理

第一节　麻醉恢复室患者的一般护理

一、麻醉恢复室患者的转入标准

（1）全身麻醉术后意识未完全清醒的患者。

（2）全身麻醉自主呼吸未完全恢复、肌张力差或因某些原因气管导管未拔出的患者。

（3）各种阻滞麻醉术后生命体征不稳定或术中发生意外情况、术中使用大量镇痛镇静药物，有迟发性呼吸抑制危险，需要继续进行监护的患者。

（4）病情危重、术后需要长期呼吸机辅助呼吸的患者原则上不收入麻醉恢复室（PACU）。

二、麻醉恢复期的监测、护理与麻醉恢复记录单的书写

（一）麻醉恢复期的监测、护理

患者入PACU后需严密监测生命体征，必要时每5分钟采集一次数据，及时、准确记录各项参数，并做好下列各项护理。

1.体位

全身麻醉未清醒患者取去枕平卧位，当患者呕吐时，将其头偏向一侧，防止呕吐物反流误吸，给予患者保护性约束，妥善固定各种管路，防止因躁动引起管路脱出。

2.体温

入室后测量患者体温，低于36℃的患者及时采取复温措施，如加盖棉被、暖风机、输液加温仪、加温毯等，并于复温半小时后及时复测体温，以免因低体温导致患者苏醒延迟。

3.循环系统

密切注意生命体征是否平稳，心电监护有无异常，循环是否稳定，如有异常时，通知PACU值班医生，与患者术前生命体征及检查结果进行对比，必要时进行干预。

4.呼吸系统

保持呼吸道畅通，观察患者呼吸节律、幅度，听诊两肺呼吸音，密切监护SpO_2，必要时进行动脉血气分析及呼气末二氧化碳监测等。

常规吸氧（面罩或鼻导管吸氧），按需吸痰，及时清除呼吸道分泌物，保持呼吸道通畅。

5.泌尿系统

观察患者尿液的颜色、性质、量，并准确记录在麻醉恢复记录单上。如有异常，及时向麻醉医生及手术医生汇报，并协助处理。

6.神经系统

（1）监测患者意识水平及定向力恢复情况。

（2）查看患者瞳孔的大小、是否对称、对光反射有无异常。

（3）患者清醒后判断肢体的感觉及活动情况。

7.管路护理

各种管路妥善固定，查看有无扭曲、打折，确保管路通畅，有引流管的需查看引流液颜色、性质及引流量。查看术区切口及敷料有无渗血及渗液情况。静脉输液通畅的同时根据患者年龄、病情及术中输液情况调节滴速，并及时查看注射部位的皮肤，防止药物外渗。

（二）麻醉恢复记录单的书写

（1）入室及时进行Steward苏醒评分，查看患者皮肤情况并记录。

（2）每5分钟测量一次生命体征，病情变化记录客观，有专科特点，具有连续性。

（3）入室进行导管风险评分、压力性损伤风险评分及跌倒坠床风险评分，根据评分风险值采取相应的护理措施。

（4）填写入室患者体温，若患者体温低于35.5℃，应记录保暖措施并于半小时复测后记录复测体温。

（5）患者拔管后及时进行疼痛评分，≥4分者，及时通知值班医生进行干预，并于半小时后再次评分。所有患者出PACU前均须再次进行疼痛评分。

（6）准确记录患者出入量。

（7）出室前，判断Steward苏醒评分，并记录在麻醉恢复记录单上。

（8）出室前，麻醉医生在麻醉恢复记录单上签字方可离室。

三、气管拔管的处理及相关事项

（一）气管拔管的指征

气管拔管是一个选择性的过程，拔管前的评估和准备非常重要，目前没有一个标准化的拔管规范可以应对所有的情况，拔管执行者需要根据具体情况作出具体分析。下列指征有助于评估术后患者是否可以拔管。

（1）患者意识清醒，咳嗽、吞咽反射恢复、肌力恢复，能完成指令性动作。

（2）自主呼吸恢复，有足够的潮气量（＞6mL/kg），呼吸频率正常（10～30次/分）。

（3）患者肺功能恢复良好，无低氧血症及高碳酸血症表现，SpO_2正常。

（4）循环功能稳定：无须紧急处理的循环系统并发症。

（5）患者引流不多，无二次入手术室的危险。

（6）患者拔管后，不会因手术部位（如颈部手术、咽喉部手术）的原因而出现上呼吸道阻塞。

（7）患者符合拔管条件，由医生下医嘱，护士在医生指导下进行气管插管的拔管操作。

（二）拔管操作

（1）拔管前应备好抢救物品（呼吸囊、加压面罩、口咽通气道、气管插管等），以应对拔管后需要呼吸道支持或重新插管的情况。

（2）气管拔管前建立充分的氧储备。拔管前先清理口、鼻腔及气管内分泌物。

（3）使用无菌注射器抽尽套囊内气体，头偏向一侧，拔出气管导管，可保留牙垫，防止咬管及拔管后牙关紧闭，便于吸引口腔内分泌物。

（4）拔管后给予面罩吸氧，必要时再次清理口、鼻腔分泌物。

（5）拔管后密切观察SpO_2、呼吸频率及幅度，并注意是否出现呼吸困难。

四、麻醉恢复室患者的转出标准

（1）神志清楚，定向力恢复，能辨认时间、地点。肌力恢复。能完成指令性动作。

（2）呼吸道通畅，吞咽、咳嗽反射恢复，不需要口咽或鼻咽通气道，通气功能正常，呼吸频率在12～30次/分，能自行咳嗽，排除呼吸道分泌物，面罩吸氧SpO_2不低于95%。

（3）循环稳定，血压、心率变化不超过术前静息值的±20%，心电图正常，无心律失常和STT改变。

（4）无急性麻醉或手术并发症，如呼吸道水肿、神经损伤、恶心、呕吐等。

（5）凡术后在恢复室用过镇静、镇痛药的患者，用药后至少观察30分钟，方可转出恢复室。

（6）Steward苏醒评分≥4分，PACU医生查看患者后方可转回病房。

第二节　麻醉恢复室常见并发症及护理

PACU是为麻醉患者和镇静患者的苏醒提供良好的密切监测和处理的地方。绝大多数患者能够较顺利地度过麻醉期与苏醒期，但是有些患者情况复杂，出现并发症的风险性较高，因此医护人员要对其加以重视，并采取有效的护理方法，确保患者安全。

一、呼吸系统并发症及护理

（一）低氧血症

低氧血症是临床上常见的术后并发症，可诱发和加重麻醉术后其他并发症。低氧血症是指PaO低于正常同龄人的下限，主要表现为PaO_2与SpO_2下降。

低氧血症的主要发生原因是患者肺内右向左分流增加，导致通气与血流比下降，造成术后低肺通气、吸入氧气浓度过低等现象。Marshal为术后早期低氧血症，与通气不足、气道阻塞、通气/血流比例失调、肺泡动-静脉氧分压差增大、氧弥散障碍、肺内分流增大与心排血量降低有关。

1.患者因素

年龄＞65岁，肥胖，合并严重呼吸、循环系统疾病，以及存在携氧能力下降的原发疾病，如贫血或高铁血红蛋白血症。

2.手术及麻醉因素

全身麻醉后，低氧血症发生率高于区域阻滞麻醉，麻醉时间＞4小时、胸腹部手术者更易出现，是阿片类镇痛药、肌松药等的残余作用。

3.呼吸道梗阻

分泌物阻塞、舌后坠、喉痉挛或支气管痉挛等情况都可造成呼吸道梗阻，引起通气不足和低氧血症，应及时按需吸痰、清理呼吸道分泌物。舌后坠的患者及时放置口咽通气道或鼻咽通气道，并严密观察患者面色、口唇色泽，以及SpO_2。喉痉挛/支气管痉挛的患者应去除诱因，减少刺激，遵医嘱给予激素、解痉药物，并给予加压面罩吸氧，必要时进行气管插管。

4.肺不张

如术后肺膨胀不全或出现肺不张、气胸等，使经肺的静脉血得不到充分的氧合，造成低氧血症。可给予吸入湿化的氧气，并鼓励患者咳嗽、深吸气、增加活动，必要时给予间歇性正压通气，若低氧血症持续存在，应转入ICU继续治疗。

5.心源性肺水肿

心源性肺水肿多发生于有心脏疾病史的患者，表现为低氧血症、呼吸困难、端坐呼吸、颈静脉怒张、喘鸣、第三心音奔马律，这些可能由于液体超负荷、心律失常、心肌缺血诱发。此时应进行查体、胸部X线检查、动脉血气分析和心电图，遵医嘱给予面罩吸氧或无创呼吸机支持，必要时重新插管行呼吸机辅助呼吸+PEEP，并给予利尿药减轻心脏负荷。

（二）通气不足

术后通气不足指各种原因造成的肺泡通气量降低，引起$PaCO_2$增高或合并低氧血症。临床表现为呼吸频率慢、潮气量小或呼吸浅快，伴随着肺泡通气下降导致的$PaCO_2$的升高。主要诊断依据：$PaCO_2 > 45mmHg$，SpO_2低于正常。其原因可能是中枢性呼吸驱动的减弱，呼吸肌功能恢复不足，呼吸系统急性或慢性疾病的影响。护理措施应针对通气不足查找原因，对症处理，必要时辅助呼吸和控制呼吸方式进行呼吸支持。

（三）呼吸道梗阻

全身麻醉术后出现的呼吸道梗阻多为急性梗阻，按发生部位可分为上呼吸道梗阻和下呼吸道梗阻。麻醉恢复期间的呼吸道梗阻多发生在气管拔管后，以上呼吸道梗阻多见。临床表现为鼾声或喘鸣、吸气困难，严重者出现"三凹征"，即吸气时胸骨上凹、锁骨上凹及肋间隙凹陷，患者通常呈深睡状态，SpO_2明显降低。呼吸道梗阻的常见原因包括舌后坠、喉痉挛、支气管痉挛、气道水肿、术后颈部血肿及水肿、双侧声带麻痹、反流及误吸等。

1.舌后坠

舌后坠是一种最常见的上呼吸道梗阻表现，由于麻醉药物的残留作用使得下颌角和舌肌松弛，从而舌根下坠，当舌后坠造成不完全上呼吸道阻塞时，出现呼吸费力。患者会随呼吸发出强弱不等的鼾声，如果是造成完全性阻塞时，则此种鼾声反而消失，只见有呼吸动作而无呼吸效果，加上口唇发绀、SpO_2进行性下降等的出现，则会导致窒息死亡。

对于舌后坠的患者，应尽量抬头仰颌，开放气道。密切观察患者的呼吸变化，监测其脉搏、SpO_2的变化，如果SpO_2低于90%，可以放置口咽通气管，保持呼吸道通畅。由于全身麻醉术后患者对刺激反应相对较为迟钝，拔管后要及时清理口鼻腔分泌物，鼓励患者咳嗽，帮助排痰和清除分泌物。

2.喉痉挛

喉痉挛多发生于术前有上呼吸道感染而未完全治愈的情况，小儿患者发生率高。术后麻醉减浅时，过多分泌物可直接刺激咽喉部引发喉痉挛，在吸痰、气管拔管或放置口咽通气道时的刺激也可诱发喉痉挛。长期大量吸烟的患者也是术后发生喉痉挛的高发人群。

发生喉痉挛后应立即解除一切刺激，轻度喉痉挛可轻提下颌，面罩加压供氧；若严重喉痉挛导致上呼吸道完全梗阻，紧急情况可行环甲膜穿刺，遵医嘱快速静脉注射琥珀胆碱，同时尽快建立人工气道。

3.气道水肿

气道水肿以小儿多见，术前有上呼吸道感染病史者更易出现。常见原因有长时间头低位手术，如支气管镜检查、食管镜检查及头颈、口腔、下颌和口底手术，困难气道反复多次气管插管操作后，术中液体补充过多或过敏反应等。

常用处理方法是抬高床头，纯氧吸入，0.25%肾上腺素0.5～1.0mL雾化吸入，必要时每10～20分钟重复使用，同时静脉注射地塞米松0.15mg/k g，每6小时1次。经上述处理梗阻症状仍不能缓解或喉头水肿严重者，通常需要紧急气管切开，建立人工气道。

4.颈部血肿

颈部血肿最常见于颈部手术术后，如甲状腺及甲状旁腺手术、颈廓清术、颈动脉内膜切除术等，术后早期由于手术部位出血而并发血肿。颈部血肿压迫引起静脉和淋巴回流受阻、严重水肿。术后的炎性水肿也可造成气管受压，导致上呼吸道梗阻。

一旦出现颈部血肿必须立即处理：对于气管拔管的患者，应给予面罩加压供氧并行气管内插管，同时立即通知手术医师并准备好手术室。如果不能迅速完成气管插管，切口必须立即打开，暂时缓解气道受压，改善通气。

5.声带麻痹

声带麻痹多见于甲状腺及甲状旁腺手术术后。喉返神经受累引起声带麻痹可能是一过性的，而喉返神经被切断或严重损伤则可能为永久性损伤。一侧声带麻痹比较常见，可能引起反流或误吸；双侧声带麻痹属严重并发症，可能导致上呼吸道完全梗阻，需要紧急气管插管，常见于喉癌或气管肿瘤根治术术后，这是因为肿瘤浸润几乎不可能识别喉返神经，难免使其造成损伤。

患者清醒后鼓励患者咳嗽及发声，以判断患者的喉返神经受损情况，必要时协助医生行气管内插管。对于永久性损伤导致呼吸道梗阻者，需要紧急气管切开并做好气道护理。

6.误吸

误吸是一种严重的气道急症，气管拔管后若患者保护性气道反射未恢复，胃内容物反流或呕吐时易吸入气管，引起误吸。误吸可引起咳嗽、气道阻塞、肺不张、支气管痉挛等，表现为呼吸增快、心动过速、低血压，严重时可导致患者窒息死亡；胃内容物引起的误吸可导致化学性肺炎。

择期手术患者应术前禁食8小时，婴幼儿术前禁食4小时；饱胃患者术前应置胃管，麻醉前尽量将内容物吸尽；麻醉前应取下活动的义齿；分泌物过多的患者应给予阿托品或东莨菪碱肌内注射。

误吸引起低氧血症、气道阻力增加、肺不张或肺水肿时，需给予氧疗，必要时呼吸机辅助呼吸。及时清理呼吸道分泌物，必要时，纤维支气管镜下进行冲洗和吸引。

二、循环系统并发症及护理

（一）心律失常

临床最常见的心律失常有窦性心动过速、窦性心动过缓、室上性心律失常、室性期前收缩。

1.常见原因

（1）低氧血症、高碳酸血症。

（2）药物引起的心律失常，如氯胺酮、阿片类药物、琥珀胆碱、洋地黄、奎尼丁等。

（3）术前原有心律失常容易在术后诱发。

（4）疼痛和刺激。

（5）水电解质及酸碱平衡紊乱。

（6）循环不稳定，如低血压、低心排综合征。

（7）低温。

2.护理

（1）持续心电监护，评估心律失常的类型，通知医生，协助处理。

（2）判断患者循环是否稳定，循环不稳定时立即处理。

（3）保持呼吸道通畅，吸氧，防止低氧血症。

（4）查找心律失常的原因，进行血气分析，积极对症处理。

（5）遵医嘱给予抗心律失常药物。

（6）必要时准备除颤仪。

（二）低血压

低血压是麻醉恢复期常见并发症。轻度低血压一般不需特别处理，若血压较长时间低于基础值的20%～30%，则为严重低血压，必须及时处理。

1.常见原因

（1）低血容量性低血压：术中失血、失液过多导致有效血容量的不足。

（2）硬膜外复合全身麻醉手术由于阻滞平面宽，药物导致外周血管扩张使血液滞留于外周，引起血容量绝对或相对不足。

（3）心功能不全低血压：原有心脏疾病或心功能不全，药物或外力对心脏的压迫导致心肌损伤。

（4）过敏反应低血压。

2.护理

（1）通知麻醉医生，遵医嘱给予升压药，如麻黄碱。

（2）失血、失液过多者应积极补液，以胶体液为主。对于合并贫血的患者，可进行血气分析，必要时在补充血浆替代品的同时输全血或浓缩红细胞。

（3）观察引流液的颜色、性质、量及尿量。怀疑术后继续出血者应立即通知手术医师并协助处理。

（4）体温过低者给予复温措施，如加温毯、输液加温仪、暖风机等。

（三）高血压

1.常见原因

（1）疼痛。

（2）低氧血症和高碳酸血症。

（3）高血压患者术前处理不当。

（4）术后寒战。

（5）容量超负荷。

（6）颅内压升高和颅脑手术。

2.护理

（1）去除引起高血压的因素；疼痛的患者及时给予药物干预、心理护理；保持呼吸道通畅，改善通气；低体温患者积极给予复温措施，颅内压升高者给予降颅压等措施。

（2）必要时遵医嘱给予降压药物，如硝酸甘油、尼卡地平等。

（3）密切监测患者血压的变化。

三、神经系统并发症及护理

（一）全身麻醉后苏醒延迟

目前对全身麻醉后苏醒延迟的时间没有明确的规定，但一般认为"全身麻醉后超过2小时意识仍然不恢复，即为麻醉苏醒延迟"。

1.常见原因

（1）麻醉药物的作用时间延长：麻醉前用药，尤其是长效苯二氮䓬类药（如地西泮或咪达唑仑等）用于老年患者，可能会导致苏醒时间延长。吸入性麻醉药的时间较长或服用了其他药物，苏醒时间也会延长。静脉麻醉药、麻醉性镇痛药和吸入性麻醉药的联合应用也可引起术后麻醉苏醒延迟。肝肾功能不全的患者或营养不良低蛋白血症的患者药物作用时间显著延长。

（2）呼吸功能不全：麻醉期间因通气不足或无有效通气而导致呼吸功能不全引起低氧，从而导致苏醒延迟。

①术中低氧：低血压、患者呼吸系统原有疾病、呼吸抑制、呼吸道部分梗阻、大量失血引起的急性贫血、术中发生血气胸、气管导管过深误入一侧支气管等。

②术后低氧：麻醉药物的残留作用，舌后坠，分泌物、呕吐物误吸阻塞部分呼吸道，阻滞麻醉平面过高产生呼吸抑制，严重缺氧或同时伴有低血容量、酸中毒时，便会导致术后苏醒延迟。

（3）心血管功能障碍：术中严重的低血压和心律失常均可导致苏醒延迟。

（4）严重水电解质紊乱：当血清钠高于160mmol/L或低于100mmol/L，血镁低于0.2mmol/L时，可引起意识障碍；血清钾低于2.0mmol/L，可并发严重心律失常，引起心排血量降低、血压下降和意识障碍；大量失血补液过程中不注意电解质平衡，大量利尿不注意补钾引起钾低而导致苏醒延迟。

（5）代谢导致的低血糖、高血糖：麻醉期间低血糖多见于婴幼儿，小儿血糖值低于2.5mmol/L，成年人低于2.0mmol/L，可出现昏迷或意识不清；糖尿病患者接受胰岛素治疗或术前服用氯磺丙脲可发生术中或术后低血糖昏迷。重症糖尿病患者因胰岛素用量不足，血糖高于18～25mmol/L，可出现糖尿病高渗性昏迷。

（6）体温异常：手术室温度过低、冲洗液温度低、大量输入库存血、全身麻醉手术时间过长都是造成患者体温降低的原因。严重低温可降低患者意识能力，高温（＞40℃）也可导致意识丧失，且直接影响患者的术后苏醒。

2.护理

（1）密切监测生命体征：对于术后苏醒延迟的患者，应专人护理，密切监测生命体征，常规监测心电图、血压、SpO$_2$、体温，必要时进行动脉血气分析、血清电解质和血糖检查，同时应查看患者瞳孔的大小及对光反射，确保各种管路通畅，并定时观察尿量及各种引流液的颜色、性质、量。

（2）积极查找病因，对症治疗：进行血气分析，及时纠正血糖及水电解质紊乱；呼吸功能不全的患者术后应根据情况继续进行呼吸支持直至苏醒，并及时清除呼吸道分泌物，保持呼吸道通畅。

（3）遵医嘱合理使用麻醉药物拮抗剂，并观察患者用药后的反应。

（二）神经系统的损伤

1.中枢神经系统的损伤

中枢神经系统的损伤大多见于脑卒中，脑卒中常发生于颅内手术、颈动脉内膜切除术和多发性外伤后。怀疑患者脑卒中时，应及时汇报医师，并严密观察其意识、瞳孔、生命体征、神经系统体征等，同时应避免造成颅内压骤然增高的因素，如呼吸道梗阻、高热、剧烈咳嗽、便秘、癫痫发作等。

2.外周神经的损伤

外周神经的损伤多由于手术直接损害或术中体位安置不当。最常见的原因：截石位、手术时间大于4小时及低体重。其他可能引起神经损伤的位置是肘部、腕部、手臂内侧、腋窝，以及因面罩通气时压迫引起的第七对脑神经主分支损伤。

责任护士应严密监测，观察肢体感觉，早期发现潜在的神经损伤，如血肿或脓肿、手术敷料包裹过紧、手术辅助器械使用不当、神经部位受压等。

四、谵妄和躁动

谵妄是急性认知功能改变，表现为随时间波动的意识改变和注意力不集中。术后谵妄是指经历手术之后出现的谵妄，发生时间具有明显的特点，主要发生在术后24～72小时，也可在术后恢复期的短时间出现。苏醒期躁动是麻醉苏醒期一种不恰当行为，表现为兴奋、躁动与定向障碍并存，出现不恰当行为，如肢体的无意识动作、语无伦次、无理性言语、哭喊或呻吟、妄想思维等。全身麻醉手术患者苏醒期谵妄和躁动是PACU护理工作中经常遇到的问题。术后谵妄和躁动都是神经系统功能改变的结果，只是程度不同，麻醉、手术及患者自身的因素都与谵妄和躁动的发生和发展相关。

（一）常见原因

麻醉药物如咪达唑仑、氯胺酮、氟哌利多、阿片类药物、苯二氮䓬类药物、吸入性麻醉药可诱发谵妄和躁动，低氧血症、二氧化碳蓄积、酸碱平衡失调及电解质紊乱、低血糖、低体温、颅脑损伤、脓毒血症、严重疼痛和酒精戒断综合征等会诱发术后谵妄。

（二）临床表现

患者表现为意识水平紊乱和注意力损害，认知功能改变或知觉紊乱，精神运动障碍，情感障碍，同时可能伴有无意识的动作、语无伦次、无理性言语、哭喊或呻吟、烦躁、尖叫等躁动的表现，谵妄状态的持续时间长短不一，短则10～13分钟，长则40～45分钟。

（三）护理

（1）严密监护病情：PACU护士应密切观察全身麻醉术后患者的生命体征、

意识状态、瞳孔及尿量，必要时进行血气分析以防低氧血症或二氧化碳潴留并积极查找原因，及时报告医生并遵医嘱对症处理。

（2）加强安全风险防范：患者入PACU后，对其进行保护性约束，妥善安置各种管路。患者一旦出现躁动，立即通知值班医生，遵医嘱给予约束与镇静，保护患者，防止坠床及脱管，并积极进行心理护理，同时查找原因，积极对症治疗。

（3）充分镇静镇痛：患者清醒后进行疼痛评分，评分＞4分者，通知医生积极进行处理，减轻患者伤口疼痛的不适，防止出现躁动。

（4）减轻尿管不适：患者麻醉恢复期常感觉尿管不适，术前应向患者解释留置尿管后的不适；患者清醒后，PACU护士再次向患者解释留置尿管的重要性。对于尿管刺激明显的患者，及时查看其尿管是否通畅、膀胱有无充盈，并向手术医生及麻醉医生汇报，遵医嘱进行相应处理。

（5）对于其他原因，如低SpO_2、体位不适、心理紧张、缺氧、尿潴留、低体温等不适引起躁动，护理原则是查找原因、解除诱因及对症护理，避免盲目使用强制性约束，适当加以保护，防止外伤及意外。

五、疼痛

疼痛指组织损伤或潜在组织损伤而引起不愉快的主观感受和情感体验，或是具有感觉、情绪、认知和社会层面的痛苦体验。

（一）常见原因

（1）麻醉药物药效消失：手术结束后，随着麻醉药物药效的减退，患者会逐渐感到疼痛。

（2）手术部位：胸外科手术、关节置换术后疼痛最明显，上腹部手术次之，下腹部手术疼痛较轻。

（3）焦虑、压力和抑郁：是最有可能引起严重术后疼痛的心理因素。

（4）其他：体位的改变、咳嗽、患者对疼痛的认识、周围环境。

（二）术后急性疼痛对机体的影响

1.呼吸系统

疼痛导致呼吸浅快，呼吸辅助肌僵硬致通气量减少，无法有力地咳嗽，无法清除呼吸道分泌物，导致肺不张和手术后肺部并发症。

2.循环系统

心率增快，血管收缩，心脏负荷增加，心肌耗氧量增加。冠心病患者心肌缺血及心肌梗死的风险增加。

3.胃肠道和泌尿系统

交感神经系统因疼痛而兴奋，反射性地抑制胃肠道功能，胃肠蠕动减弱，出现肠麻痹、恶心、呕吐。疼痛可致尿道及膀胱肌运动力减弱，引起尿潴留。

4.其他疼痛

可使一些术后制动的患者发生深静脉血栓甚至肺栓塞，还可使手术切口周围的肌张力增高，影响患者早期下床活动，并对患者的心理和行为产生一系列影响，导致焦虑、恐惧、无助、忧郁、不满、过度敏感等一系列症状。

（三）护理

护理人员应重视患者的主诉，术后积极对患者进行疼痛评估，创建一个有信任感的环境，能够促进患者提供疼痛和治疗的信息，有助于调整更有效的疼痛治疗方案。

（1）密切监测术后患者的生命体征。

（2）积极进行疼痛评估。

（3）对于需要药物干预的患者，及时通知医生，用药后及时评价镇痛效果。

（4）镇痛不全或患者所需剂量需要调整时，及时通知医生进行处理。

六、泌尿系统并发症及护理

在麻醉恢复期间，由于麻醉药物的影响，可出现括约肌松弛、尿潴留。常见的并发症有少尿、多尿、电解质紊乱等。

（一）少尿

少尿是肾脏对低血容量和低血压的反应性变化。

1.常见原因

（1）术后低血容量和低心排血量引起肾灌注压降低。

（2）低灌注、创伤、毒素引起急性肾小管坏死。

（3）外伤（包括医源性尿道损伤）、腹内压增加及导尿管阻塞。

2.护理

（1）积极评估少尿的原因，遵医嘱予以纠正。

（2）进行心电监护和血气分析，纠正电解质紊乱，避免因高钾血症和酸中毒导致室性心律失常甚至死亡。

（3）保证尿管通畅，避免折叠、扭曲、受压，促进有效导尿。避免因患者的体位引起尿管的末端高于膀胱中尿液的水平面，致引流不畅，也避免引起尿路逆行感染。

（4）准确测量和记录尿量，至少每小时记录一次，为医生提供参考。

（5）对于未插导尿管的患者，应记录膀胱的容量、末次排尿时间，以鉴别是少尿还是排尿困难。

（二）多尿

多尿是尿输出过量的一种状态，通常反应术中补液充足。

1.病理性多尿的原因

（1）高血糖、使用了高渗盐水或甘露醇、肠外营养液导致的渗透性利尿。

（2）急性肾小管坏死、肾小管浓缩功能丧失。

（3）头部外伤或颅内手术使抗利尿激素缺乏导致尿崩症。

（4）输液过多或应用利尿药物。

2.护理

（1）评估多尿的性质：可以通过比较尿液和血清的电解质及渗透压来判断。

（2）准确测量和记录尿量，至少每小时记录一次，为医生提供参考。

（3）积极纠正电解质紊乱。

七、恶心、呕吐

术后恶心、呕吐通常指术后24小时以内发生的恶心、呕吐，是麻醉极为常见的并发症，总体发生率为20%～30%，可直接影响到患者的主观感受，增加患者的不适和痛苦。

（一）常见原因

（1）患者因素：既往有眩晕症状、中年女性，肥胖，以往有麻醉后恶心、呕吐症状等。

（2）麻醉因素：阿片类镇痛药可导致患者恶心、呕吐，某些麻醉前用药也可导致患者恶心、呕吐。

（3）手术因素：腹部手术、眼部手术、耳部手术、椎板切除术及肾脏手术发生率相对较高。随着麻醉时间和手术时间的延长，恶心、呕吐的发生率也相应增高。

（4）术后各种原因所致的低血压、缺氧都会引起恶心、呕吐。

（二）护理

（1）应确定患者发生恶心、呕吐的风险。对于中危以上患者，应给予有效的药物预防。

（2）去除基础病因，包括适当术前禁食（不少于6小时）。消化道梗阻患者术前插入粗口径胃管单次抽吸或持续引流；术中胃膨胀患者在手术结束前放入大口径胃管一次性抽吸，抽吸后拔除胃管以减少胃管刺激和反流。

（3）评估恶心、呕吐的原因，对症处理，如腹胀，给予胃肠减压等。

（4）避免患者恶心、呕吐，遵医嘱给予止吐药治疗。

（5）将患者头偏向一侧，防止误吸呕吐物，给予患者吸氧，并保持其周边及口腔清洁。

（6）心理护理。

八、低温、高热

（一）低温

患者手术过程中，多种原因会导致患者热量通过辐射、对流、传导或蒸发丢失，许多患者在进入PACU时有低体温（体温低于36℃）的表现。

1.常见原因

手术室环境温度低、手术时间长、皮肤消毒时裸露面积较大、大量输入未加温血制品或液体、术中大量液体冲洗是患者体温降低的原因。此外，患者年龄、性别、手术部位、原有疾病、麻醉方法也与体温下降有一定关系。低温可引起心率加快、血管收缩、组织缺氧、低灌注状态和代谢性酸中毒，可使血小板功能受损，术中失血量和术后渗血相对增加。

2.护理

（1）加强手术前的心理疏导有助于预防低体温的发生。

（2）调节合适的手术室温度：成年人手术室内温度控制在22～24℃，新生儿及早产儿手术室内温度保持在27～29℃。

（3）术中监测体温，术后入恢复室也应常规测体温。体温降低时，积极给予复温措施，如空调调节，应用保温毯、暖风机，加盖被服，减少体表暴露，以避免体温继续下降。

（4）输液时使用输液加温仪，全身麻醉患者使用湿热交换器（人工鼻）能保持呼吸道内恒定温度和湿度。

（5）如患者发生寒战，可遵医嘱使用曲马多。

（6）观察有无低体温引起的并发症。

（二）高热

1.常见原因

引起术后高热的主要原因有感染（特别是处理感染和坏死的组织后）、输液（输血）不良反应、甲状腺功能亢进、恶性高热、神经安定药恶性综合征。

2.护理

（1）定时测量体温，查找高热原因。

（2）密切监测患者生命体征。

（3）对症治疗，常用对乙酰氨基酚（成年人用栓剂量为650～1300mg；小儿用栓剂量为10mg/kg）和物理降温法。

（4）心理护理。

第三节 不同科室疾病手术后麻醉恢复室内护理要点

一、麻醉恢复室一般护理要点

（一）做好接收患者的准备

查看呼吸机、监护仪、吸引器处于备用状态，床旁备好急救物品。

（二）迅速建立有效监护

患者进入PACU后，迅速给予建立心电监护，密切监护各项生命体征，给予面罩吸氧5～6L/min；对于自主呼吸未恢复的患者，遵医嘱调节呼吸机各项参数，连接呼吸机辅助通气。

（三）严格交接班

交接班时，交清患者术中有无意外情况、有无病情变化、术中输血及输液情况、失血量及尿量，以及麻醉药使用情况等。有以下情况者应重点交接：

（1）术前意识不清及运动障碍的患者。

（2）困难气道的患者。

（3）术前合并哮喘、呼吸状态不稳定的患者。

（4）血流动力学不稳定的患者。

（5）安装心脏起搏器的患者。

（6）有药物过敏的患者。

（7）术前烦躁的患者。

（四）妥善固定各项管路，保持引流通畅

患者进入PACU后，检查其各种管路的位置，妥善固定，勿扭曲、打折，确保引流通畅；及时观察引流液的颜色、性质、量；观察切口敷料有无渗血渗液，并做好护理记录。短时间引流液增多、有活动性出血可能时，应及时通知医生并协助处理。对于戴气管插管的患者，应查看气管插管的刻度，做好气管插管的护理。

（五）风险评估

及时进行各项风险评估，如跌倒坠床、导管风险评估等，床头悬挂相应的警示标识，并做好保护性约束。

（六）观察患者病情变化，准确书写护理记录

密切观察患者的生命体征、瞳孔、意识状态、肌力恢复情况、出入量等，并做好护理记录。

（七）体位护理

如无特殊禁忌，麻醉清醒后可抬高床头15°～30°或侧卧位，以增强患者呼吸运动，提高舒适度。

（八）皮肤护理

交接班时应仔细检查皮肤，手术时间较长的患者进入PACU后应及时给予翻身，必要时贴压疮贴。

（九）体温护理

PACU室内温度维持在22～26℃。患者入室后及时测量体温，体温低于36℃者给予保温措施，如加盖棉被、暖风机、保温毯、加温输液仪等，并于30分钟后复测体温。为患者进行各项护理操作时，尽量减少患者身体的暴露面积。

（十）疼痛护理

患者清醒后及时进行疼痛评分，评分≥4分时，可通过安慰患者、更换舒适卧位、分散注意力等措施减轻患者疼痛，必要时通知医生给予镇痛干预，并观察用药后效果。对于出现烦躁的患者，及时评估其烦躁原因，遵医嘱进行对症处理。

（十一）气管拔管后的护理

应掌握拔管指征，判断患者符合拔管指征后，通知医生，协助医生拔管，拔管时吸净口鼻腔分泌物，用无菌注射器抽净气管导管套囊气体，嘱患者张口将导管拔出，并给予患者面罩吸氧。吸痰时应严格执行无菌操作，拔管后嘱患者进行有效咳嗽。

（十二）麻醉并发症的观察与护理

在患者麻醉恢复期间要严密观察有无麻醉并发症，做好病情评估，病情变化时及时通知医生，并协助处理。

（十三）转运途中的护理

患者符合出室指征后，由PACU医生判断签字后方可返回病房。途中应注意密切监护患者面色、呼吸，必要时携带简易呼吸囊。病情危重的患者转运时应携带便携式监护仪或转运呼吸机。

二、神经外科手术麻醉恢复期护理要点

（一）体位护理

麻醉未醒前采取平卧位，头偏向一侧。气管拔管后，清醒患者采取头高位，可抬高床头15°～30°，以避免体位性窒息，促进脑部静脉回流，减轻脑出血和脑水肿。

（二）生命体征及一般情况观察记录

严密观察患者的意识、瞳孔、肌力及生命体征的变化，做好相关护理记

录。如出现患者意识恢复又逐渐变差甚至昏迷，两侧或一侧瞳孔不等大或者对光反射迟钝或消失，常提示颅内出血或脑水肿所致的颅内高压，应立即报告手术医生，尽早处理。

（三）引流管观察护理

颅脑手术术区一般放置硬膜外或硬膜下引流管，脑室手术会同时放置脑室引流管。

（1）引流管应妥善固定，固定处近端应留有一定长度，防止头部活动时引流管脱出。

（2）引流袋应低于床头悬挂，以免发生反流，脑室引流袋放于平头位置，以免发生虹吸现象。

（3）脑室引流管引流瓶需要高出侧脑室平面15～20cm，以维持正常的引流，硬膜下引流管引流瓶需低于创腔30cm，硬膜外引流管引流瓶需低于头部20cm。

（4）保持引流管通畅，避免受压、反折、扭曲。

（5）交接班时应确认引流管的类型，硬膜外及硬膜下引流管内一般是血性液混有生理盐水或脑脊液，脑室引流管中则为生理盐水或脑脊液混有少量血性液，若引流管内突然出现暗红色血性液或完全血性液，应立即观察血压及瞳孔变化，及时通知手术医生，必要时及时复查CT，以确定是否为再出血或颅内高压情况。

（6）搬动患者时，先夹闭引流管。

（四）头痛、烦躁不安患者的护理

应查明原因后再遵医嘱使用止痛药或镇静药。

（五）皮肤护理

做好皮肤的护理，每两小时翻身一次，必要时放置翻身枕、贴减压贴等。躁动患者加床挡或适当约束。

三、耳鼻喉科手术麻醉恢复期护理要点

（一）保持呼吸道通畅

如鼻腔内的血液流入口腔中，需及时予以清理，必要时负压吸引。出血较多时，及时通知手术医生处理，床旁备好鼻止血包。如有舌后坠者，及时置入口咽通气道。

（二）生命体征及一般情况观察记录

行筛窦手术的患者应严密观察患者的生命体征，观察有无清水样鼻涕不断从鼻腔流出，严防脑脊液漏和颅内感染的发生。

（三）体位护理

扁桃体及腺样体切除后，患儿分泌物较多，拔管后可取侧卧位或俯卧位。对于口腔内有出血的患者，将其头偏向一侧，嘱其勿用力咳嗽，鼓励患者吐出口内血性分泌物。

（四）支撑喉镜手术患者的护理

由于手术时间短，麻醉药物代谢不全，可能会出现拔管后无力、舌后坠、喉痉挛、呼吸遗忘、呼吸抑制等并发症，患者拔管后取去枕平卧位，头偏向一侧，保持呼吸道通畅。密切观察患者的生命体征，若发生舌后坠、呼吸遗忘等，应及时呼叫患者，保持患者清醒，适当给予拮抗药。可置入口咽通气道，必要时进行气管插管呼吸机辅助呼吸。

（五）鼻骨骨折患者的护理

术后禁止按压鼻子，拔管后患者可能会因鼻腔填塞而出现呼吸困难，应嘱其用口呼吸，尽量控制咳嗽和喷嚏。并密切观察SpO_2及填塞敷料的颜色，有异常及时通知医生，并遵医嘱做出相应的处理。

（六）喉部手术气管切开患者的护理

保持气管内套管的通畅，导管吸氧2～3L/min，防止气管导管引起堵塞，如

患者突然出现呼吸困难、发绀、烦躁不安，应立即吸出套管内分泌物。气管切开的患者失去湿化功能，容易出现气道堵塞、肺不张及继发性感染等并发症，因此应保持气道充分湿化。做好保护性约束，防止套管脱出，有引流管者应妥善固定，避免患者因疼痛烦躁而将套管、引流管拔出，密切观察有无出血、皮下气肿、气胸等并发症。

四、妇科手术麻醉恢复期护理要点

（一）体位护理

外阴根治术后取平卧位，双腿外展，屈膝，膝下垫软枕头，以减少腹股沟及外阴部的张力；盆底修补术后取平卧位，禁止半卧位；处女膜闭锁术后取半卧位。

（二）腹腔镜手术患者的护理

因手术需建立CO_2气腹，患者进入恢复室后应观察其有无皮下气肿。少量皮下气肿无须处理，可自行吸收；大量皮下气肿需绷带加压包扎，由于大量皮下气肿可引起血液高碳酸血症，此时应密切观察患者呼吸，遵医嘱行血气分析。使用呼吸机辅助呼吸的患者需调节呼吸机参数，防止过度通气。

（三）宫腔镜手术患者的护理

患者常规阴道填塞1块纱布，应注意有无排尿困难，必要时留置尿管。密切观察阴道流血情况，阴道流血量多于月经量时，及时通知医生进行处理。

（四）并发症的护理

术后观察患者腹部有无撕裂样疼痛，若有，及时通知医师。给予相应处理，防止出现子宫穿孔等并发症。

（五）管路护理

外阴及阴道术后引流管一般为盆腔阴道引流管，应妥善固定，按时挤压，保持引流通畅，密切观察引流液的颜色、性质、量，做好记录，判断有无术后出血。

五、口腔颌面外科手术麻醉恢复期护理要点

（一）体位护理

全身麻醉未清醒时，取去枕平卧位，头偏向健侧；全身麻醉清醒后，取半卧位，以减少出血，增强患者肺部呼吸运动，保持呼吸道通畅。

（二）呼吸道护理

及时清除患者口鼻腔分泌物，保持呼吸道通畅，防止窒息。

（三）口腔护理

观察患者口底、舌体肿胀情况及舌体的动度。

（四）引流装置护理

保持负压引流通畅，若短时间内大量出血，应及时通知医生；若引流液乳白色，可能是颈淋巴结清扫时误伤胸导管所致。

（五）警惕口腔深部渗血

密切观察患者，警惕口腔深部渗血致血肿压迫呼吸道，引起窒息。一旦出现，及时通知医生，协助处理。

六、泌尿外科手术麻醉恢复期护理要点

（1）引流管护理：泌尿外科手术常见引流管种类，如膀胱造瘘管、肾盂造瘘管、肾周引流管、腹膜后引流管等。患者进入PACU后应妥善固定引流管，保持引流管通畅并严格记录引流液的颜色、性质、量。

（2）严密观察患者尿液的量、颜色、性质等，如短期内出现大量血尿，应立即通知手术医生查看。

（3）膀胱术后及前列腺电切术后，膀胱冲洗液的适宜温度是35~37℃。冲洗过程中应密切观察冲洗液的颜色及性质，根据尿液颜色调整冲洗速度。在冲洗

过程中如颜色较前加深，应调快冲洗液速度；如血块堵塞尿管，应立即通知手术医生冲洗尿管。

（4）膀胱痉挛的护理：确保尿管通畅，遵医嘱应用解痉镇痛药物，加强患者心理护理。

（5）肾造瘘管护理：肾造瘘管在术后4～6小时处于夹闭状态，可使肾内积聚更多的血液并凝固，形成压迫性止血状态。

（6）观察切口有无渗血、渗液、漏尿等情况。患者出血严重、血压不稳时，应及时通知医师并查找原因，遵医嘱给予输血、输液、注射止血药物等。

（7）肾移植患者护理：将患者移植肾侧下肢屈曲15°～25°，以避免移植肾受压；严密监测患者尿量，出现尿少及无尿时，应及时通知手术医生查找原因；合理静脉输液，遵循量出为入的原则；禁止在动静脉瘘的一侧测量血压及穿刺输液，禁止在移植肾侧下肢静脉输液。

（8）肾切除患者护理：肾切除尤其是肾部分切除的患者，应及时给予疼痛评分，并通知医生，遵医嘱给予镇痛处理，避免患者疼痛烦躁，搬动患者时尽量轻柔，避免切口出血。

参考文献

[1]徐少群.现代临床麻醉技术与疼痛治疗[M].北京：中国纺织出版社，2022.

[2]张中军.现代麻醉学精粹[M].济南：山东大学出版社，2022.

[3]张中宇.老年人麻醉与术后快速康复[M].北京：科学出版社，2022.

[4]贾庆山，马桂芬，高建国.现代麻醉技术与疼痛治疗[M].哈尔滨：黑龙江科学技术出版社，2022.

[5]Peter Slinger.胸外科麻醉原理与实践[M].郑州：河南科学技术出版社，2022.

[6]刘思洋.临床医学麻醉与围手术期处理[M].北京：中国纺织出版社，2022.

[7]赫赤，宗晓菲，王昭安.现代麻醉与临床实践[M].北京：中国纺织出版社，2021.

[8]孙君隽，刘幸清，解小丽.新编麻醉技术与临床实践[M].郑州：河南大学出版社，2021.

[9]张抗抗.现代麻醉基础与临床实践[M].昆明：云南科技出版社，2021.

[10]邱德亮.实用临床麻醉学精粹[M].济南：山东大学出版社，2021.

[11]丁剑冰，王松.麻醉与围术期医学[M].北京：科学出版社，2021.

[12]魏丽丽，韩艳，杜忠军.老年患者麻醉护理[M].北京：科学技术文献出版社，2021.

[13]韩艳，刘克，史秀宁.麻醉恢复室护理手册[M].北京：科学技术文献出版社，2020.

[14]陈慕瑶，陈旭素，丁红.麻醉专业护理技能培训手册[M].北京：科学出版社，2020.

[15]何绮月，方郁岚.现代麻醉护理实践新思维[M].长春：吉林科学技术出版社，2020.

[16]魏明.实用临床麻醉护理[M].北京：科学技术文献出版社，2019.

[17]付英勇.实用临床麻醉及护理技能[M].天津：天津科学技术出版社，2019.